CONTRIBUTION A L'ÉTUDE

DE

A PHOTOTHÉRAPIE

(MÉTHODE DE FINSEN)

PAR

Le D' Maurice BAYLE

LYON

A. REY, IMPRIMEUR-ÉDITEUR DE L'UNIVERSITÉ

4, RUE GENTIL, 4

—

1901

CONTRIBUTION A L'ÉTUDE

DE

LA PHOTOTHÉRAPIE

(MÉTHODE DE FINSEN)

CONTRIBUTION A L'ÉTUDE

DE

LA PHOTOTHÉRAPIE

(MÉTHODE DE FINSEN)

PAR

Le Dr Maurice BAYLE

LYON

A. REY, IMPRIMEUR-ÉDITEUR DE L'UNIVERSITÉ

4, RUE GENTIL, 4

1901

M. le professeur Lortet, doyen de la Faculté de
médecine, a bien voulu accepter la présidence de notre
thèse dont le sujet l'intéresse tout particulièrement,
c'est un très grand honneur qu'il nous fait : nous le
prions d'agréer, en retour, l'hommage de notre plus
respectueuse reconnaissance.

C'est à M. le Dr Carle, chef de clinique dans le
service de M. le professeur Gailleton, que nous devons
l'idée de notre travail. Qu'il reçoive tous nos remer-
ciements pour l'amabilité qu'il nous a toujours
témoignée. Grâce à lui nous avons pu nous mettre en
relation avec M. le Dr Genoud, chef des travaux de
parasitologie à la Faculté de médecine : nul ne pouvait
mieux nous seconder en la circonstance, en nous éclairant de ses conseils et de sa grande compétence dans
le sujet qui nous intéressait ; il l'a fait avec un empres-
sement et une affabilité dont nous sommes confus et
qui nous ont rendu des plus agréables notre séjour de
trois mois au laboratoire. Nous sommes heureux de
lui adresser l'expression de notre sympathie et de notre
vive gratitude.

Pendant nos études nous avons trouvé des amis sûrs
et dévoués : qu'ils soient tous assurés de notre inalté-
rable souvenir.

INTRODUCTION

En abordant ce travail, nous n'avons pas eu l'ambition de produire des faits nouveaux et personnels, tout autre était notre but. La photothérapie est une méthode thérapeutique encore nouvelle qui, après avoir passionné les médecins du Nord de l'Europe, a enfin, depuis quelque temps, attiré l'attention des médecins français. Il peut être de quelque utilité, pour faciliter les recherches ultérieures, de grouper tous les faits connus et de synthétiser toutes les notions plus ou moins éparses se rattachant de près ou de loin à cette méthode, d'en faire en quelque sorte la mise au point : c'est à quoi nous nous sommes efforcé dans ce modeste travail.

Nous développons dans le premier chapitre ce que l'on connaissait avant Finsen de l'action de la lumière sur divers organismes (microbes, peau).

Le chapitre II renferme l'exposé de la méthode de Finsen (photothérapie négative et photothérapie positive).

Enfin, le chapitre III est consacré à l'appareil de MM. Lortet et Genoud.

CONTRIBUTION A L'ÉTUDE

DE

LA PHOTOTHÉRAPIE

CHAPITRE PREMIER

HISTORIQUE

Au moment où Finsen songea à lui faire jouer un rôle thérapeutique, on ne connaissait de la lumière, abstraction faite de son rôle dans la vision et de ses effets sur les végétaux, que son influence nuisible sur certains organismes. Cette notion résultait d'une série d'observations et d'expériences antérieures dont les plus intéressantes et les plus nombreuses portaient sur les microbes et sur le système cutané.

La lumière possède un pouvoir bactéricide : cette propriété a été observée pour la première fois en 1877, par Downes et Blunt[1]. Ces deux observateurs eurent l'idée d'exposer au soleil deux séries de tubes tous contenant également une culture sur liquide sucré et minéral : les tubes du premier groupe ne différaient de ceux du second groupe que par une enveloppe de plomb qui les mettait à l'abri de la lumière sans les

---

[1] Downes et Blunt, *Proceed of the Roy. Society of London,* XXVIII, 1878, p. 199.

protéger contre l'action de la chaleur. Portés à l'étuve, après une durée plus ou moins longue d'exposition au soleil, les tubes de la première série restaient stériles, tandis que les autres ne tardaient pas à se peupler de colonies. Le liquide ensemencé à nouveau se troublait, ce n'était donc pas à la perte de ses propriétés nutritives qu'était imputable la stérilité des cultures insolées, on ne pouvait accuser que la lumière. En d'autres termes, la lumière avait eu un effet bactéricide.

Ces résultats furent confirmés quelques années plus tard par M. le professeur Arloing[1] qui étudia cette même action sur le *Bacillus anthracis*. Exposant à la lumière blanche artificielle[2] un semis de spores de *Bacillus anthracis* dans un bouillon de culture il constata que la végétabilité était atténuée, le mycélium était moins abondant. Avec la lumière solaire l'effet était bien plus considérable, la végétabilité, rapidement diminuée, était totalement supprimée après deux heures d'exposition au soleil de juillet de ces mêmes spores ensemencées par des températures comprises entre 35 et 39 degrés, température optima pour ce microbe. Quant à la virulence, elle subissait une diminution parallèle, si bien qu'après vingt à vingt-cinq heures d'insolation, la culture en question pouvait jouer le rôle d'un vaccin.

Vers la même époque, Duclaux[3] faisait des observa-

[1] Arloing, *Semaine médicale*, 11 février, 26 août et 9 septembre 1885.

[2] Cette lumière était obtenue par une série de becs de gaz.

[3] Duclaux (*Annales de l'Institut Pasteur*, 1887; *Comptes rendus de l'Académie des sciences*, séances du 12 janvier 1885 et du 3 août 1885).

tions analogues sur le *Tyrothrix scaber* puis sur les *micrococci* : les microcoques, qui peuvent résister un an à l'obscurité ou à la lumière diffuse, succombaient à quinze jours d'insolation et, avec une durée d'exposition moindre, voyaient leur virulence et leur vitalité plus ou moins atténuées. Se plaçant au point de vue hygiénique, Duclaux concluait que « la lumière solaire est l'agent d'assainissement à la fois le plus universel, le plus économique et le plus actif auquel puisse avoir recours l'hygiène privée ou publique.

Nous ne pouvons décrire tous les travaux qui ont été faits sur la question. Qu'il nous suffise de citer les noms de Buchner, Straus, Gaillard[1], Raspe, Pansini, etc., qui ont contribué à établir la puissance bactéricide de la lumière.

Cette action bactéricide connue, comment l'interpréter ? Était-elle d'ordre physique ou chimique ? A quels rayons du spectre devait-elle être rapportée ?

On sait en effet que la lumière est décomposable en sept couleurs fondamentales qui sont, en allant des moins déviées au plus déviées : le rouge, l'orangé, le jaune, le vert, le bleu, l'indigo et le violet. Outre ce spectre *visible*, il en existe deux autres, l'un dit *infra-rouge* constitué par des rayons moins réfrangibles que les rayons rouges et se manifestant par des phénomènes exclusivement calorifiques, l'autre dit spectre *ultra-violet*, formé de radiations plus réfrangibles que les radiations violettes et pouvant produire des phénomènes chimiques.

[1] Gaillard, *Influence de la lumière sur les microorganismes.* (Thèse, Lyon, 1888.)

Quand au spectre visible il contient, outre ses radiations lumineuses, des radiations chimiques et des radiations calorifiques, les deux spectres voisins empiétant en quelque sorte sur lui.

En somme, les radiations calorifiques, qui ont leur maximum d'intensité dans le spectre infra-rouge, commencent à s'atténuer dans la région du rouge du spectre lumineux, diminuent progressivement jusqu'au violet pour disparaître complètement dès que commence le spectre ultra-violet. Au contraire, les radiations chimiques commencent dans la région du rouge, augmentent un peu dans le jaune, diminuent jusqu'au violet et vont en croissant dans le spectre ultra-violet.

Ces diverses radiations ont des longueurs d'onde qui augmentent du spectre ultra-violet à l'infra-rouge, de sorte qu'aux rayons les plus réfrangibles correspondent les moindres longueurs d'onde et *vice versa*. On peut en juger d'après le tableau suivant :

Ultra-violet, longueur d'onde au-dessous de 392 μ.

Violet,	—	de 392 à 428 μ.
Indigo,	—	de 434 à 449 μ.
Bleu,	—	de 457 à 500 μ.
Vert,	—	de 500 à 544 μ.
Jaune,	—	de 562 à 583 μ.
Orangé,	—	de 600 à 660 μ.
Rouge,	—	de 663 à 698 μ.
Infra-rouge,	—	au-delà de 698 μ.

De ces différents rayons lumineux, calorifiques et chimiques, ce sont les derniers qui sont considérés comme actifs dans le phénomène que nous étudions.

Downes et Blunt avaient déjà vu, dans l'action de la lumière sur les microbes, une certaine analogie avec le phénomène de l'action comburante, étudié par Wittstein, que la lumière exerce sur les solutions d'acide oxalique, et de l'action destructive que subit, dans les mêmes conditions, la diastase inversive du sucre.

Arloing démontre que le *bacillus anthracis* se developpe mieux dans les rayons plus déviés.

Duclaux de même accuse le spectre chimique et pense qu'il s'agit d'un phénomène d'oxydation. Il est indéniable que l'action de la lumière est liée à celle de l'air. E. Roux[1] l'a démontré en exposant à la lumière solaire deux tubes, contenant tous deux une culture de *bacillus anthracis*, l'un ouvert, l'autre scellé à la lampe et par conséquent à l'abri de l'air:

Voici ses résultats :

« Les spores de la bactéridie du charbon résistent longtemps en milieu humide à la lumière du soleil.

« Elles sont tuées beaucoup plus rapidement quand elles sont exposées à l'action simultanée de l'air et de la lumière. »

Geisler[2], qui a constaté l'influence retardatrice de la lumière sur le développement du bacille typhique, dit que cette influence est exercée par tous les rayons des spectres solaire et électrique, sauf les rayons rouges, et qu'elle croit inversement à la longueur d'onde.

[1] E. Roux, *Annales de l'Institut Pasteur*, 1887, p. 445.

[2] Geisler, Sur l'action de la lumière sur les bactéries, *Archives de médecine expérimentale et d'anatomie pathologique*, novembre 1891, p. 800.

Rappelons enfin l'intéressante expérience de d'Arsonval et Charrin [1] sur le *bacille pyocyanique*. D'une observation antérieure de ces expérimentateurs, il résultait que le premier effet de la lumière est de diminuer le pouvoir chromogène de ce bacille. Ils prirent deux tubes identiques, contenant tous deux la même culture. Ces deux tubes recevaient, sous la même incidence, à la même distance, à la même exposition, l'un des rayons rouges, l'autre des rayons violets. Au bout d'un certain temps, une goutte de chacune de ces cultures était portée sur agar puis soumise à l'étude pendant deux à cinq jours. Seule la culture soumise aux radiations rouges devint pigmentée, l'autre resta complètement incolore. Après une exposition plus prolongée à la lumière, la première donnait encore des colonies, tandis que l'autre devenait absolument stérile.

Sur la foi de ces expériences et de bien d'autres encore, on est autorisé à admettre 1° que la lumière agit sur les microbes ou sur leurs spores pour en ralentir le développement ou en empêcher la germination ; 2° que c'est à ses rayons actiniques qu'elle doit cette propriété.

D'ailleurs, cette double notion de l'influence nocive de la lumière et du rôle que jouent les radiations chimiques dans le phénomène, se vérifie chez des êtres plus élevés en organisation. Ainsi le lombric, animal photophobe, qui rampe constamment vers l'obscurité,

[1] D'Arsonval et Charrin, Influence des agents atmosphériques, en particulier de la lumière et du froid, sur le bacille pyocyanique (*Semaine médicale*, 1894, p. 26).

ne fuit pas les rayons rouges, tandis que les rayons bleus ou violets lui produisent la même impression désagréable que la lumière complète. De même, comme l'a montré Dubois[1], le protée, qui se plaît dans les ténèbres, éprouve une sensation croissante de bien-être si on le place successivement dans la lumière blanche, violette, bleue, verte, jaune, rouge et dans l'obscurité.

Un fait non moins curieux s'observe chez le caméléon. On sait que cet animal possède dans l'épaisseur de ses téguments des cellules pigmentées appelées *chromatophores*. Ces chromatophores qui, dans l'obscurité, restent cachées dans l'épaisseur de la peau en gagnent la surface dès qu'elle est exposée à la lumière. Or, ainsi que Paul Bert[2] l'a observé, tandis que les rayons jaunes ou rouges n'agissent pas du tout sur les chromatophores, les rayons bleus ou violets les déplacent comme le fait la lumière ordinaire, si bien que la couleur de l'animal devient presque instantanément noirâtre.

Les effets de la lumière solaire sur la peau de l'homme ont été observés depuis fort longtemps et nous n'insisterons pas sur leur description. Tout le monde connaît sous le nom de *coup de soleil*, l'érythème qui apparaît sur les parties découvertes du corps, visage, mains, nuque, à la suite d'une exposition aux rayons solaires.

L'érythème pellagreux est un phénomène du même

---

[1] Dubois, *Comptes rendus de la Soc. de biol.*, 1890, p. 360.
[2] Paul Bert, *Rev. scientifique*, 1878, p. 987.

ordre, produit par le rayonnement solaire sur un organisme profondément débilité.

Modérée, l'insolation se traduit, chez les personnes à peau blanche et fine, par les éphélides ou taches de rousseur, qui ne sont autre chose qu'un excès de pigment en certains points.

Plus prolongée, elle produit cette pigmentation étendue qui rend le teint bronzé, c'est le hâle.

La lumière artificielle produit des accidents analogues. Sous le nom d'*érythème des verriers*, on a décrit[1] une éruption qui atteint fréquemment les ouvriers exposés au rayonnement lumineux intense des fours des verreries, et que caractérisent de larges plaques rouges siégeant de préférence sur le nez, les pommettes, la face externe des mains. Chez les vieux ouvriers, qui ont subi plus longtemps l'action de la lumière, la peau se ride, s'épaissit, se couvre de vergetures et de marbrures, ce qui donne un aspect spécial à la peau du visage chez les ouvriers qui soufflent le verre.

L'arc voltaïque, s'il est assez intense, peut impressionner la peau assez fortement pour déterminer un érythème analogue à l'érythème solaire, et auquel on a donné le nom de *coup de soleil électrique*. Cette propriété de la lumière électrique fut signalée, pour la première fois, par Charcot[2], en 1858. Voici la commu-

---

[1] Raynaud, *Des érythèmes produits par la lumière naturelle et artificielle*. (Thèse, Lyon, 1892.)

[2] Charcot, *Comp'es rendus des séances et mémoires de la Société de biologie*, 1858, p. 63.

nication qu'il fit, à ce sujet, à la Société de biologie :

« Deux chimistes s'étaient réunis pour faire en commun des expériences sur la fusion et la vitrification de certaines substances par l'action de la pile électrique. Ils firent usage d'une pile de Bunsen, forte de 120 éléments. Les expériences durèrent environ une heure et demie, mais dans cet espace de temps, l'action de la pile dut être fréquemment interrompue, et celle-ci ne fonctionna pas, en tout, plus de vingt minutes. A la distance à laquelle les expérimentateurs se tenaient du foyer (50 centimètres environ), ils ne pouvaient pas être et n'étaient pas, en réalité, sensibles à l'élévation de température. Néanmoins, le soir même et pendant toute la nuit qu'ils passèrent sans sommeil, ils éprouvèrent dans les yeux un sentiment de fatigue très pénible et virent presque continuellement des éclairs et des étincelles colorés. Le lendemain, ils portaient l'un et l'autre à la face un érythème de couleur pourpre, avec sentiment de gêne et de tension. Chez M. W., dont le côté droit de la face était seul exposé au foyer lumineux, la rougeur occupait tout ce côté, depuis la racine des cheveux jusqu'au menton, et les étincelles ne s'étaient montrées que devant l'œil droit. Chez M. M., qui s'était tenu la tête baissée, et dont la face proprement dite avait été protégée contre le foyer par la saillie du front, celui-ci était seul envahi par l'érythème. Sur l'un comme l'autre expérimentateur, l'aspect de la peau, dans les endroits atteints, était exactement celui d'un coup de soleil, une légère desquamation s'établit au bout de quatre jours et dura cinq ou six jours en tout. »

Un nouveau fait de ce genre fut observé par le Dr Defontaine[1], chez des ouvriers du Creuzot.

Dans le cours d'expériences faites sur la soudure de deux pièces d'acier à l'aide de l'arc électrique, les assistants ressentirent bientôt sur la peau les effets de cette vive lumière. Bien que placés à une distance de 5 à 10 mètres du foyer lumineux, ils éprouvèrent une sensation de brûlure. Puis, au bout de deux heures, ils présentaient sur le cou, la figure, le front, un érythème légèrement douloureux, en même temps que les yeux étaient frappés d'amaurose passagère, de conjonctivite et d'hypersécrétion des larmes. Les jours suivants la desquamation de toute la face se produisit.

Avec les nombreuses recherches faites sur la soudure des métaux à l'aide de l'arc voltaïque, les cas de ce genre se sont multipliés, et l'on a observé des lésions variant avec l'intensité de la lumière, mais allant rarement jusqu'aux ulcérations ou aux escarres.

Qu'ils soient dus à la lumière naturelle ou à la lumière artificielle, les accidents que nous venons de décrire ont pour cause les rayons chimiques du spectre. Ce fait a été méconnu jusqu'au milieu du siècle dernier. Aussi, on attribuait l'érythème ou eczéma solaire à l'influence des radiations calorifiques : *coup de soleil* et *coup de chaleur* étaient confondus. Or, ces deux affections qui peuvent être identiques en ce qui concerne l'état général, diffèrent quant à leurs mani-

[1] Defontaine, *Bulletin de la Société de chirurgie de Paris*, 28 décembre 1887, p. 799.

festations du côté des téguments. L'érythème dû à la lumière a des caractères qui le distinguent de l'inflammation causée par la chaleur, qui est d'ailleurs bien moins fréquente. Il siège exclusivement sur les parties découvertes, tandis que les rayons calorifiques peuvent agir à travers les vêtements. Il ne se développe pas immédiatement, mais seulement un certain temps après l'action de la lumière. Il laisse souvent après lui une pigmentation anormale. Enfin, il est indépendant de la température : à des températures au-dessous de o degré, les touristes des glaciers sont souvent atteints de dermatite occasionnée par la forte reverbération solaire des champs de neige ; Vidmack[1] et Hammer[2] rapportent à ce sujet des observations remarquables.

Tous ces caractères distinctifs semblent bien démontrer que les rayons calorifiques sont étrangers aux accidents produits par la lumière du côté de la peau. Charcot[3] le premier, en 1858, émit l'opinion que les rayons chimiques étaient seuls en cause : il basait sa proposition sur les faits qu'il avait observés et que nous avons cités plus haut.

Dans ce cas de coup de soleil électrique, on ne pouvait incriminer les rayons calorifiques de l'arc voltaïque, étant donné la distance qui séparait les expérimentateurs du foyer lumineux.

Fallait-il faire intervenir les rayons éclairants?

[1] Vidmark, Ueber den Einfluss des Lichtes auf die Haut (*Hygiea Festband*, III).
[2] Hammer, *Ueber den Einfluss des Lichtes auf die Haut*, Stuttgard, 1891.
[3] Charcot, *loc. cit.*

hypothèse à laquelle pouvaient faire songer les accidents oculaires constatés. A ce propos, M. Charcot rap-
pelait les expériences de Foucault qui avait été atteint
de maux de tête et de troubles visuels très tenaces
avec des étincelles électriques dont l'intensité lumineuse n'était pas plus forte que celle d'une étoile.

Pour Charcot, c'était les rayons chimiques qui
étaient cause des troubles cutanés et oculaires. Et, de
fait, ceux-ci étaient évités ou très atténués si, comme
le faisait Foucault, on débarrassait la lumière des
rayons chimiques en la filtrant à travers un verre
d'urane.

Ces explications émises par Charcot étaient très
acceptables, mais ce n'était que des hypothèses qui
n'étaient étayées sur aucune preuve scientifique. Que,
dans l'expérience citée par Charcot, la chaleur ne fût
pour rien dans la production de l'érythème et de l'oph-
talmie électriques, c'était à peu près évident. De
même dans l'expérience du Creusot : à une distance
de 5 à 10 mètres les assistants ne pouvaient être
atteints par la chaleur du foyer. Un médecin russe,
M. Maklakow [1], qui assista à deux reprises à une
soudure faite au moyen d'un arc voltaïque provenant
de 250 à 500 accumulateurs, fut atteint des mêmes
troubles cutanés et oculaires, sans qu'il pût les attribuer aux effets de la chaleur.

Mais ce qui était plus contestable, c'était le rôle
que Charcot faisait jouer aux rayons chimiques à

---

[1] Maklakow (*Arch. d'ophtalmol.*, 1889, p. 97 et *Semaine
médicale*, 1889, p. 40).

l'exclusion des rayons lumineux. Sur ce point de la question, l'opinion de Charcot fut loin d'être universellement acceptée. Des travaux furent faits et publiés pour et contre. Une discussion eut lieu à la Société de médecine et de chirurgie de Bordeaux entre M. le Dr Sous [1], qui accusait les rayons chimiques, et M. le Dr Martin [2] qui admettait l'action exclusive des rayons lumineux. En fait, ces derniers, insignifiants dans l'observation de Charcot, pouvaient dans l'expérience du Creusot avoir une influence : étant donné leur intensité prodigieuse, on était porté à leur attribuer les accidents constatés.

Il fallait donc à ces théories une base scientifique.

Dès 1862, dans le cours de ses recherches sur la pellagre, M. le professeur Bouchard [3] avait étudié expérimentalement les effets produits sur la peau par les radiations du spectre. Pour cela il avait fait passer un faisceau de lumière à travers un prisme et sur ce faisceau ainsi dissocié avait observé l'action des divers rayons.

Dans une première série d'expériences il recevait successivement les rayons colorés sur une lentille au

[1] G. Sous, *Éclairage électrique des théâtres.* Travail communiqué à la Société de médecine et de chirurgie de Bordeaux (séance du 22 juillet 1887) et publié dans le *Journal de médecine de Bordeaux*, 1887.

[2] G. Martin, *Les accidents oculaires engendrés par la lumière électrique ne sont pas dus aux rayons chimiques* (communication à la Société de médecine et de chirurgie de Bordeaux 22 juillet 1887).

[3] Bouchard, *Recherches sur la pellagre*, 1862.

foyer de laquelle il plaçait la face dorsale de son avant-bras. Voici les résultats qu'il obtint au bout de 30".

Les rayons violets produisirent phlyctène :

—	bleus	—	cuisson et érythème léger.
—	verts	—	érythème très léger.
—	jaunes	—	légère cuisson.
—	rouges	—	restèrent inactifs.

Dans une deuxième série d'expériences il recherchait quel était, pour chaque radiation, le temps nécessaire pour produire une même lésion.

Résultats :

Les rayons violets en 12" produisent rougeur avec soulèvement de l'épiderme.

Les rayons bleus en 15" produisent rougeur.

Les rayons verts 18" produisent rougeur avec cuisson.

Les rayons jaunes 17" produisent rougeur.

Les rayons rouges 20" produisent rougeur.

Dans cette expérience les rayons verts et jaunes semblent sortir de la règle, le temps étant plus long avec les rayons verts qu'avec les jaunes. Mais ce n'est là qu'une irrégularité apparente si l'on considère que la différence n'est que de 1" et que d'autre part la lésion est plus marquée avec le vert qu'avec le jaune.

Enfin dans une troisième série, M. Bouchard supprimait les rayons calorifiques du faisceau lumineux en lui faisant traverser un corps peu diathermane mais capable néanmoins de laisser passer les rayons chimiques : une nappe d'eau remplissait cette double condition. Les deux précédentes expériences, répétées avec cette modification, donnaient les mêmes résultats : c'était la preuve que les rayons calorifiques n'étaient pour rien dans la production de l'érythème.

En résumé, les expériences de M. Bouchard conduisaient aux conclusions suivantes :

1° Les effets produits sont d'autant plus intenses qu'on a affaire à une région du spectre plus riche en rayons chimiques.

2° Le temps nécessaire pour obtenir un effet identique est d'autant moins long qu'on opère avec des rayons plus réfrangibles, plus rapprochés de l'ultra-violet.

3° Les rayons calorifiques sont absolument étrangers à la production de ces accidents : ceux-ci sont dus exclusivement à l'action des rayons chimiques.

Ces expériences étaient absolument concluantes ; celles qui furent faites dans la suite ne furent que des expériences de contrôle qui confirmèrent les résultats obtenus par M. Bouchard. Celles de M. le professeur Vidmark[1], de Stockolm, valent cependant la peine d'être citées.

Il employait une lampe à arc voltaïque d'une force de 1200 becs Carcel. Comme M. Bouchard, il éliminait les rayons calorifiques en faisant passer les rayons lumineux à travers une nappe d'eau. En projetant la lumière au travers d'une plaque de verre ordinaire il réussit à exclure la plupart des rayons ultra-violets. Ensuite il observa l'effet produit sur la peau, les deux

[1] Vidmark, *Hygiea.* III.

— 24 —

sortes de rayons étant exclus alternativement. Voici les principaux résultats qu'il obtint :

1° Par l'action de tous les rayons excepté les rayons ultra-violets, la peau ne présenta aucun changement ;

2° Par l'action de tous les rayons excepté les rayons calorifiques, l'inflammation caractéristique se développa.

Nous devons enfin, pour être complet, mentionner les résultats auxquels est arrivé M. Hammer[1] (de Stuttgard) dans ses recherches sur l'influence de la lumière sur la peau humaine : ces résultats ont été relatés au deuxième congrès de la Société allemande de dermatologie tenu à Leipzig en 1891 :

.....4° L'érythème solaire est provoqué par les rayons ultra-violets de la lumière, il n'est donc pas nécessaire de s'occuper des autres causes, la dénomination d'érythème coloré n'est pas du tout justifiée...

6° L'effet isolé de la chaleur sans lumière sur la peau est absolument différent de celui provoqué par la lumière.

7° La lumière électrique, à cause de ses rayons ultra-violets, est très excitante pour la peau.

8° Les étoffes ou préparations, qui empêchent les rayons ultra-violets de tomber sur la peau, protègent celle-ci contre l'érythème solaire.

Il est donc scientifiquement démontré que ce ne sont pas les rayons calorifiques mais les ultra-violets qui produisent les effets connus de la lumière sur la peau.

[1] Hammer, Deuxième congrès de la Société allemande de dermatologie (Sem. médicale, 1891. p. 402).

Cette notion bien établie nous explique l'intensité des accidents cutanés produits par la lumière électrique : ces accidents sont dus à ce fait, déjà depuis longtemps connu, que l'arc voltaïque est très riche en rayons violets et ultra violets.

De même, la flamme de l'oxyde de carbone qui est employée dans les fours Siemens renferme de nombreux rayons chimiques.

La même notion peut nous donner la clef de certains phénomènes qui sont d'observation courante.

Si le coup de soleil est plus fréquent au printemps, cela tient pour une part à la désaccoutumance de la peau, mais aussi à une pureté plus grande de l'atmosphère qui se laisse mieux traverser par les rayons chimiques.

Le rôle de la pigmentation chez l'homme et les animaux peut aussi recevoir une explication assez curieuse. On peut considérer cette pigmentation comme un processus utile en ce que les matières colorantes servent en quelque sorte d'écran entre les rayons ultra-violets et la peau et protègent celle-ci contre l'action inflammatoire des rayons actiniques. Cette conception que Unna[1] avait déjà exposée en 1885 est aussi celle de Finsen[2]. Celui-ci faisait, à l'appui de cette hypothèse, l'expérience suivante : Après avoir tracé sur son avant-bras une bandelette noire à l'encre de Chine, il l'exposait à la lumière solaire trois heures durant. Ce temps

[1] Unna, Ueber das Pigment des menschlichen Haut (*Monatsh. f. Dermatol.*, 1885, p. 285).

[2] Finsen, les Rayons chimiques et la variole (*Sem. médicale*, 30 juin 1894).

écoulé, il effaçait la bandelette noire et constatait que
la partie qu'elle recouvrait était demeurée parfaitement
saine, tandis que la région environnante était devenue
légèrement rouge. Au bout de quelques heures, un
érythème très bien caractérisé s'était développé au
niveau des parties atteintes, s'accompagnant de douleur
et d'un léger gonflement, tandis que la place de la
bandelette était marquée par une surface de peau
normale nettement circonscrite. L'érythème disparut
laissant à sa suite de la pigmentation. L'expérience
fut alors répétée sur le même avant-bras mais non
noirci cette fois : les résultats furent absolument con-
traires, la zone restée normale devenait érythémateuse
tandis que les parties latérales pigmentées ne subissaient pas de modification appréciable.

La vie courante nous offre journellement de pareilles
constatations. Les canotiers qui au printemps se
livrent à de longues excursions les bras nus, voient les
parties découvertes de leurs bras, dont le pigment s'est
affaibli, usé en hiver, devenir le siège d'un érythème
tandis que leurs mains sont absolument épargnées : à
la suite de cet érythème les bras se pigmentent à leur
tour et ne réagissent plus aux rayons solaires.

La couleur des peuples peut s'expliquer de la même
façon. Plus on approche de l'équateur, plus l'influence
des rayons solaires augmente, plus aussi la coloration
de la peau devient intense. Un Européen qui se trans-
porte dans les pays tropicaux prend un teint plus ou
moins foncé tandis que chez un nègre qui habite l'Europe la coloration noire de la peau s'atténue à un degré
sensible.

Pour la même raison les rayons chimiques agissent plus fréquemment sur les sujets blonds dont la peau est peu pigmentée, que sur les bruns.

Dans le règne animal le pigment semble jouer le même rôle. Il suffit de remarquer que chez les animaux la surface la plus fortement colorée est habituellement celle qui est le plus exposée aux rayons solaires. En outre le coup de soleil, auquel les chevaux et les bêtes à cornes sont sujets comme l'homme, atteint presque exclusivement les parties claires de leur robe tachetée, rarement les taches.

On pourrait multiplier les exemples. Mais cette conception de la fonction protectrice du pigment entraîne une nouvelle considération, ainsi que le fait remarquer M. Finsen. Nous connaissons les effets de la lumière sur la peau, ce qui est plus obscur c'est son action sur l'organisme en général. Que dans cette action le système nerveux soit mis en jeu cela paraît certain, mais la lumière n'agit-elle pas aussi directement sur les capillaires sanguins et sur le sang lui-même ? C'est du moins ce que l'on est en droit de supposer si l'on observe le mode de répartition du pigment dans les tissus.

« En se basant, dit Finsen, sur ce fait que la pigmentation constitue une défense contre les effets des rayons chimiques, on pourra être conduit par l'observation de la manière dont le pigment est réparti dans les tissus, à connaître la partie même qui a besoin d'être protégée. Chez l'homme le pigment de la peau est essentiellement déposé dans les couches profondes de l'épiderme : dans l'épiderme même il n'y a pas de capillaires, mais il y en a immédiatement au-dessous, dans le *stratum capillare*. Chez les animaux, les cellules pigmentaires sont plus disséminées ; on peut assez souvent les rencontrer couchées le long des vaisseaux de la peau ; chez les reptiles, les poissons par exemple, on voit comme des tuyaux de cellules pigmentaires autour des vaisseaux. Il semble donc que ce soient les vaisseaux sanguins, le sang qui aient besoin de protection. »

Il est possible que, indépendamment du système nerveux, la lumière ait une action directe sur la circulation : l'observation histologique que nous venons de citer permet d'envisager cette hypothèse. Mais la physiologie de l'influence de la lumière sur l'économie est un problème encore sans solution qui sort d'ailleurs du sujet qui nous occupe. Nous nous contentons de montrer où en est la question sans chercher à la résoudre.

CHAPITRE II

L'ŒUVRE DE FINSEN

Jusqu'à ces dernières années les faits connus de l'action de la lumière n'avaient guère donné lieu à des applications thérapeutiques. On en note cependant quelques-unes d'ailleurs purement empiriques. Certaines ont trait au traitement de la variole par la lumière rouge. Le professeur Petersen rapporte qu'au moyen âge le varioleux était enveloppé de drap rouge et tenu dans un lit fermé par des rideaux de la même étoffe. Pour justifier cette mesure on attribuait à la couleur rouge le pouvoir d'irriter le sang et de provoquer un exanthème plus intense, ce qui était considéré comme un résultat favorable. Une coutume semblable existe encore, depuis des siècles, en Roumanie, au Japon et au Tonkin, ainsi qu'il résulte d'une relation du Dr Lassabatie [1].

D'autre part, la littérature médicale renferme quelques cas d'application de la lumière au traitement du lupus. D'après Otterbein [2], un empirique traita autre-

---

[1] Lassabatie. Voir *Semaine médicale* du 30 juin 1894, p. 305.
[2] Otterbein. *Die Heilkraft des Sonnenlichtes*, Trèves, 1896, p. 101.

fois un lupus par le « verre ardent ». Un certain Maximilien Mehl eut recours plus tard au même procédé. Plus récemment Thayer [1], au moyen d'une lentille, concentrait les rayons solaires sur la région lupique, mais dans le but de faire agir les radiations calorifiques. Enfin Lahmann [2] employait les rayons lumineux d'une lampe à arc, rendus parallèles par un miroir parabolique. On conçoit que ces rayons non convergents ne pouvaient exercer d'effet appréciable, étant donné surtout le court laps de temps pendant lequel le malade était soumis à leur influence.

Ce ne sont là, on le voit, que des faits isolés et dépourvus de base scientifique. C'est au professeur Finsen que revient l'honneur d'avoir appliqué d'une façon systématique la lumière au traitement de certaines affections et d'avoir jeté les fondements d'une méthode nouvelle la photothérapie. Pour étudier l'œuvre de M. Finsen, nous ne saurions mieux faire que d'analyser les publications successives dans lesquelles il a résumé ses travaux.

Les publications sont au nombre de trois. La première parut dans la *Semaine médicale* du 3o juin 1894, sous le titre : les *Rayons chimiques et la variole*. La deuxième, la *Lumière comme agent d'excitabilité*, dans le *Hospitals-tidende*, Copenhague, n° 8, 1895 (Lyset som incitament), et la troisième, dans la *Semaine*

---

[1] Thayer d'après Tillmann, *Lehrbuch der allgemeinen und speciellen Chirurgie*, 1895, 4° édition, *Allg. Theil.*, p. 443.

[2] Lahmann cité par Ziegebroth. Die elektrische Belichtung bei Lupus *Blätt. f. Klin. Hydrothérapie*, juin 1895, p. 138.

médicale, du 2₁ décembre 1897. *Traitement du lupus vulgaire par les rayons chimiques concentrés.*

Dans le premier de ces mémoires, Finsen propose le traitement de la variole par la lumière rouge, c'est-à-dire privée de ses rayons chimiques. Cette idée avait son point de départ dans l'observation de certains faits cliniques.

Nous avons vu plus haut comment la lumière agit sur la peau pour déterminer une irritation de degré variable. Mais, en dehors des affections qui sont dues à son action exclusive, il en est d'autres qui ont avec elle quelques rapports, quant à leur étiologie et à leur évolution. La pellagre et le prurigo estival de Hutchinson sont de ce nombre, ces deux affections se développent, au printemps, sous l'influence des rayons solaires.

Dans l'hydroa vacciniforme, l'éruption siège surtout sur les régions découvertes, elle survient, de préférence, au printemps et en été ; mais, comme les parties couvertes peuvent elles-mêmes être atteintes, qu'il peut se produire un exanthème buccal, que ces éruptions se montrent quelquefois pendant l'hiver, l'affection n'est pas exclusivement liée au rayonnement solaire.

Dans le xeroderma pigmentosum (mélanose lenticulaire progressive de Pick), les plaques érythémateuses du début se manifestent sur les parties découvertes, le plus souvent, après que l'enfant a été exposé à la lumière du soleil, mais, d'autre part, les rayons solaires retardent la croissance et la marche des tubercules.

La variole, elle-même, est défavorablement influencée

par la lumière. Le fait, *a priori*, n'a rien de surprenant, car, si la lumière produit des effets nocifs sur les téguments sains, à plus forte raison agit-elle défavorablement sur la peau malade, offrant une surface de moindre résistance. Et, de fait, on peut constater que chez un varioleux la figure et les mains, c'est-à-dire les parties du corps exposées à la lumière sont le siège des cicatrices les plus profondes et les plus confluentes.

Ce qui prouve encore que l'éruption variolique est, jusqu'à un certain point, sous la dépendance des rayons solaires, c'est l'influence contrariante que l'obscurité exerce sur la marche de la maladie.

Ce phénomène fut observé, pour la première fois, par Picton [1], qui vit dans la suppression de la lumière, un moyen thérapeutique à ajouter au traitement ordinaire de la variole. Dans la relation qu'il fit à ce sujet, en 1832, il signalait plusieurs succès obtenus par ce procédé : « De tous les individus placés dans ces circonstances, qui sortirent guéris, aucun ne présenta la moindre trace de cicatrice après la chute des croûtes. Quelques-uns avaient eu une éruption très légère et discrète, d'autres, des boutons très nombreux, quoique non confluents, et les autres enfin une variole confluente.

De nouvelles observations furent publiées par Black [2], en 1867. Il s'agissait de plusieurs varioleux, non vaccinés, qui avaient été soumis à l'obscurité. Dans ces conditions, la variole eut une évolution bénigne, les

[1] Picton, *Arch. gén. de méd*, XXX, p. 406.
[2] Black, *Lancet*, 1867, I, p. 792.

pustules se flétrirent sans devenir purulentes et il ne se déclara pas de fièvre secondaire.

Patin, Waters[1] et Barlow[2] eurent des résultats analogues.

Ce procédé de traitement, qui avait donné aux médecins anglais de nombreux succès fut vulgarisé en France par un médecin lyonnais, le Dr Gallavardin[3]. Dès 1876, se basant sur les résultats de Black, Waters, Patin, etc..., il préconisait l'obscurité comme « médication hygiénique ». Plus tard (1892), il publia une observation personnelle, qui confirmait pleinement celles des médecins anglais : un enfant de six ans, *non vacciné*, porteur, au visage, d'une éruption confluente, guérit rapidement, sans suppuration et sans cicatrice. Dès lors, M. Gallavardin prôna, avec enthousiasme, ce traitement « bien simple et pas nuisible », en recommandant, comme condition essentielle de réussite, l'obscurité solaire complète et surtout ininterrompue pendant toute la durée de la maladie.

Interprétant ces résultats, Finsen fut d'avis qu'ils étaient dus à l'exclusion des rayons chimiques. Ces rayons chimiques favorisaient la marche de la variole en activant le processus et en facilitant la suppuration, l'absence de ces rayons faisait disparaître du pronostic un élément important de gravité.

Or, il y avait deux façons d'exclure ces rayons, soit

[1] Waters, *Lancet*, 1871, II, p. 9.
[2] Barlow, *Lancet*, 1871, I, p. 151.
[3] Gallavardin, Traitement de la variole par la suppression de la lumière, *Lyon médical*, 21 mai 1876. Traitement de la variole par l'obscurité solaire, *Lyon médical*, 12 juin 1892.

par l'obscurité complète, c'était le procédé qui avait été employé empiriquement par les médecins anglais, soit par la lumière rouge qui ne contient pas de radiations actiniques.

Partant de cette déduction, Finsen proposa de traiter les varioleux dans des chambres où la pénétration des rayons chimiques était empêchée, en filtrant la lumière solaire à travers des vitres et des rideaux rouges. Comme conditions de réussite, l'auteur prescrivait ainsi les précautions à prendre :

1º « L'exclusion des rayons chimiques doit être absolue. L'épaisseur de la matière rouge employée pour filtrer la lumière dépend de sa nature. Si l'on se sert de papier ou de colonnade peu épaisse, quatre ou cinq couches suffiront peut-être. Si l'on se sert de flanelle assez grosse, on pourra se contenter de deux ou trois couches. Il est plus commode d'employer du verre rouge, mais dans ce cas il faut que le verre soit très foncé. Autrement dit, il faut protéger le varioleux avec autant de soin contre les rayons chimiques que le fait le photographe pour ses plaques et son papier. Quant à la lumière artificielle, il ne faut se servir ni de la lumière électrique ni d'aucune sorte d'éclairage trop brillant. Les globes et les verres des lampes doivent être d'un rouge très foncé. Une bougie stéarique est permise à cause de son faible pouvoir lumineux. Elle peut servir pour examiner le malade et pour l'éclairer pendant ses repas ;

2º « Le traitement doit être continué sans la moindre interruption jusqu'au dessèchement complet des vésicules. Même une courte exposition à la lumière du jour peut produire la suppuration avec ses suites. Il est donc absolument nécessaire d'empêcher, par exemple en clouant les rideaux, les malades et les garde-malades de laisser pénétrer la lumière, car il arrive que ces gens ennuyés d'être dans la demi-obscurité, ouvrent les rideaux et réduisent ainsi à néant les bons résultats espérés du traitement ;

3° « Il faut commencer le traitement aussitôt que possible (dès l'apparition de l'exanthème), plus on approche de la suppuration, plus la chance d'obtenir un bon résultat diminue ;

4° « Cette méthode n'exclut pas, mais permet tout autre traitement que le médecin jugera convenable ;

5° « Bien entendu, les décès par variole ne sauraient être empêchés par ce traitement, surtout avant la période de suppuration.

6° « Si les malades sont soumis à temps à ce traitement et que l'on suive les règles ci-dessus exposées, le plus souvent la suppuration n'aura pas lieu et le malade guérira sans cicatrices, ou seulement avec des cicatrices rares et presque invisibles. Il est à noter que pendant les six à huit premières semaines, la peau reste couverte de taches hypérémiques ou pigmentées, toutefois au bout de ce temps, celles-ci finissent par disparaître. »

Les premiers essais de la méthode furent faits à Bergen (Norvège) au cours d'une épidémie de variole, par MM. les Drs Lindholm [1] médecin en chef du service sanitaire et Swendsen [2]. Huit malades furent traités,

[1] Lindholm, *Hospitalstidende*, 6 sept. 1893.
[2] Swendsen, *Medicinsk. Rer.*, octobre 1893.

dont quatre enfants non vaccinés : la plupart présentaient des vésicules confluentes au visage et aux mains. Voici, d'après M. Swendsen, quels furent les résultats obtenus : « La période de suppuration (la phase la plus dangereuse et la plus pénible de la variole) ne parut pas, aucune élévation de la température ne se produisit, ni aucun œdème, les malades entrèrent en convalescence immédiatement après la période vésiculeuse qui me sembla un peu prolongé, on évita ainsi les cicatrices si hideuses. »

Grâce aux succès dont furent suivies ses premières applications, le procédé fut adopté par de nombreux médecins du Nord. MM. le professeur Feilberg Strandgaard, Benckert signalent dès 1894 les bons résultats obtenus par ce mode de traitement. Le plus souvent il s'agit de cas graves, parfois chez des sujets non vaccinés : tout fait prévoir une fièvre de suppuration plus ou moins longue. Or dans, la plupart des cas cette fièvre ne s'est pas montrée, les papules ne se sont pas métamorphosées, comme d'ordinaire, en vésicules, ou si cette transformation a lieu, les vésicules n'entrent pas en suppuration mais se dessèchent au 9e ou 10e jour.

Les cicatrices sont extrêmement rares et si elles se produisent elles sont insignifiantes, il persiste seulement quelques taches pigmentaires ou hypérémiques. La durée de la maladie est plus courte.

De tels résultats cliniques étaient la meilleure confirmation des théories de Finsen sur l'influence des rayons chimiques sur la variole : elle-ci fut encore constatée par de belles expériences de contrôle. Le Dr Swendsen exposa à la lumière du jour deux de ses malades qui présentaient à la figure des vésicules absolument flétries après traitement par la chambre rouge, tandis que le dos des mains était couvert de papules ou de vésicules non encore desséchées : sous l'influence des rayons solaires, ces dernières entrèrent en suppuration et donnèrent lieu à des cicatrices, tandis que les premières ne subirent aucun changement. La même expérience fut faite par M. le professeur Feilberg, quelques vésicules non desséchées qui se trouvaient encore à l'oreille se mirent à suppurer sous l'influence des rayons chimiques.

Dans la suite, plusieurs communications ont paru sur la question : la plupart confirment l'efficacité de la méthode de Finsen. MM. Krohn [1], de Saxkjöbing (Danemark), Mygind de Noskov (Danemark), Moore [2], de Dublin, ont publié des cas de guérison de variole grave survenue sans suppuration ni fièvre secondaire, et sans cicatrices.

M. le Dr Abel [3] de Bergen publie vingt-trois cas de varioleux traités par la lumière rouge : tous guérirent sans suppuration, sauf un qui présentait déjà une éruption pustuleuse à son entrée à l'hôpital. M. Abel conclut ainsi : « Je ne puis donc que constater pleinement la justesse des observations précédentes : avec la méthode du Dr Finsen, nous possédons un traitement

---

[1] Krohn, Sur trois cas de variole traités en lumière rouge, *Hospitalstidende*, 1894).

[2] Moore, A case of small pox and its lessons *(Dublin Journal of medical science*, december 1894).

[3] Abel, Sur le traitement de la variole par l'exclusion des rayons chimiques de la lumière *(Medicinsk Revue*, august 1897).

de la variole qui, soigneusement suivi, et à condition
que les malades y soient soumis dès la première
période de l'affection, modifie la marche de la maladie
si puissamment que la suppuration et ses suites peuvent être enrayées. »

A signaler enfin une communication plus récente de
M. Hermann Backmann[1] : soixante-deux malades
furent soumis aux effets de la lumière rouge d'une
façon efficace.

Nous devons ajouter que ces résultats favorables
dans le traitement de la variole ont permis d'étendre
cette médication à d'autres exanthèmes (scarlatine,
rougeole). Elle s'est constamment montrée active, la
maladie étant toujours plus bénigne et plus courte.

En France, le traitement dit « de la chambre rouge »
a été aussi expérimenté, mais il a donné lieu, il faut
le reconnaître, à des appréciations très diverses. Dans
un article paru dans la *Semaine médicale* du 30 mai
1894, M. le D[r] OEttinger publie les résultats de ses
recherches. Sans souscrire absolument aux conclusions
de Finsen, il voit dans sa méthode une thérapeutique
réellement efficace de l'éruption variolique : « celle-ci
évolue plus rapidement et, s'il est peut-être illusoire
d'espérer empêcher la vésicule de devenir pustule, il
n'en est pas moins vrai qu'en peu de jours la vésiculo-
pustule de la variole se dessèche, que l'on évite ainsi
non seulement des cicatrices disgracieuses, mais que

[1] Hermann Backmann. Sur la variole vraie et sur les rayons
chimiques. *Finska läkaresällskapets handlinger*, t. XI., n° 5,
mai 1898, p. 186.

les accidents liés à la suppuration sont aussi considérablement diminués de fréquence. »

Telle n'est pas l'opinion de M. le Dr Juhel-Renoy[1] qui a étudié la méthode à la fois comme traitement général et comme traitement local. En ce qui concerne l'état général, il serait illusoire d'attendre de la photothérapie par la lumière rouge une amélioration quelconque, c'est avant tout un traitement de l'éruption, un « traitement topique » comme l'a dit M. Œttinger, qui peut d'ailleurs être combiné avec d'autres moyens thérapeutiques, balnéation, enveloppements froids, etc. Même au point de vue local, de l'avis de M. Juhel-Renoy, la méthode ne donne de bons résultats que dans « les formes si discrètes qu'elles guérissent seules et cela par les moyens les plus divers ».

Le Dr Péronnet[2], dans sa thèse de doctorat, critique ces conclusions. Il explique les résultats négatifs obtenus par M. Juhel-Renoy dans des cas de variole cohérente, par une application défectueuse de la méthode : « Le papier rouge et les rideaux en andrinople que M. Juhel-Renoy avait fait placer devant les fenêtres n'étaient peut-être pas suffisants, là où il faut d'épais rideaux rouges et des carreaux en verre rouge foncé. Nous savons de plus que dans la journée la surveillance des malades soumis au traitement n'était pas exacte, et

---

[1] Juhel-Renoy, Sur le traitement de la variole par l'obscurité, *Semaine médicale*, 1893, p. 557 et *Bull. et mém. de la Soc. méd. des hôpitaux de Paris*, 14 décembre 1893.

[2] Péronnet, *du Traitement de la variole par la méthode de Finsen (procédé dit de la chambre rouge)*. Thèse de Paris. 1897.

que la lumière solaire n'éprouvait guère de difficultés à pénétrer dans les chambres d'isolement. »

L'épidémie de variole qui a sévi récemment à Lyon a donné à M. le professeur Courmont l'occasion d'essayer ce procédé thérapeutique, mais les résultats ont été négatifs. « Quatre femmes ont été mise dans une chambre rouge au stade uniquement papuleux, toutes quatre ont eu des formes suppurées généralisées[1] » M. Courmont conclut que « le traitement par la lumière rouge est pratiquement au moins inefficace ».

Ces résultats obtenus à l'aide d'une expérimentation rigoureuse, nous avons pu nous en convaincre nous-même, s'imposent et doivent être opposés aux résultats favorables obtenus par d'autres expérimentateurs. Cependant, « malgré toutes les précautions prises, ajoute M. Courmont, nous n'oserions pas affirmer, comme on nous l'a demandé, qu'une plaque photographique ne serait pas voilée dans la chambre rouge ».

Sans nous permettre de juger la méthode d'après ces faits à l'encontre des faits précédemment observés, disons seulement qu'un fait important se dégage des observations de M. Courmont, c'est que le traitement est « extrêmement pénible pour le malade et pour le personnel ». Les quatre malades en traitement étaient dans un état de surexcitation continuelle, elles demandaient à être retirées du local où elles étaient traitées et à être rendues à la lumière. Quant au personnel, il

---

[1] La variole à Lyon, par M. le professeur J. Courmont et par MM. Bancel, Montagard, Prat et Pravaz, *Presse médicale*, 23 mars 1901.

ne voulut continuer sa tâche qu'après avoir été muni de lunettes bleues.

Un phénomène observé à Lyon donne la preuve qu'un séjour prolongé dans la lumière rouge peut avoir de sérieux inconvénients. Autrefois les ateliers de la maison Lumière où l'on travaille à la préparation des plaques et des papiers photographiques, étaient éclairés à la lumière rouge. Or il n'était pas rare d'observer chez les ouvriers des phénomènes d'excitation cérébrale, à tel point que certains d'entre eux présentaient une mentalité inquiétante pour leur entourage. La lumière rouge fut remplacée par la lumière verte qui produit le même effet au point de vue des rayons chimiques : depuis lors ces accidents ne se reproduisirent plus.

Si les rayons rouges peuvent produire de tels effets chez des sujets sains, il n'est pas surprenant qu'un organisme plus ou moins débilité par la maladie en soit fâcheusement impressionné.

Tout récemment des faits semblables ont été observés par M. Oleinikoff[1] dans la clinique du Dr Tschistovitsch. Ayant soumis neuf malades au traitement en question, il constate que le séjour dans la chambre rouge était fort pénible pour tous ces malades ; plusieurs d'entre eux avaient même déclaré qu'ils préféreraient rester criblés de petite vérole que de se soumettre au traitement. Quelques-uns eurent des phénomènes délirants et des hallucinations terrifiantes[2].

---

[1] Voir la *Médecine moderne*, du 10 avril 1901.

[2] Les résultats ont d'ailleurs été satisfaisants. Sur 9 malades, 7 ont guéri, 2 sont morts. M. Oleinikoff constate que, quand le

Outre les inconvénients qui peuvent en résulter pour le malade et pour le personnel, on comprend que l'état d'excitation dans lequel se trouve le varioleux sous l'effet des rayons rouges, rendent la méthode difficile à appliquer dans toute sa rigueur.

Aussi, tout en prônant la méthode de Finsen, dont les heureux effets à en juger par la plupart des observations antérieures peuvent se résumer ainsi : suppression ou tout au moins atténuation de la période de suppuration, de la fièvre dite secondaire et des cicatrices consécutives, nous reconnaissons qu'il y a encore des recherches à faire pour la rendre pratique. Peut-être la substitution de la lumière verte à la lumière rouge supprimerait-elle les inconvénients constatés par M. le professeur Courmont. De l'avis de MM. Lortet et Genoud, c'est une expérience à tenter.

Le deuxième mémoire du professeur Finsen renferme l'exposé d'une série d'expériences ; toutes ont pour but d'éclaircir la nature du phénomène que Finsen appelle la « force chimique » de la lumière, c'est-à-dire de l'influence des rayons chimiques de la lumière solaire sur l'organisme, abstraction faite des rayons calorifiques et lumineux. Sans le suivre dans ses patientes et intéressantes recherches, nous nous contenterons d'en exposer brièvement les résultats.

Ces expériences, qui concernent toutes des animaux

traitement est constitué à temps et conduit sérieusement, la suppuration fait défaut et le malade ne présente que des cicatrices imperceptibles. D'après lui, ce traitement éviterait une des complications les plus pénibles de la variole, le prurit.

inférieurs, jettent un jour assez curieux sur le mode de réaction de ces petits êtres aux rayons chimiques ; les uns réagissent facilement à la lumière, les autres, plus ou moins étiolés, ne réagissent qu'à une lumière intense ; chez les premiers, l'action est si prononcée, dit Finsen, que dans certains cas elle peut provoquer des mouvements réflexes très accentués (chez les fœtus) et produire, dans d'autres cas, des réactions très puissantes et très particulières (chez des animaux photophobes et étiolés).

L'observation de ces faits révèle l'importance biologique des rayons chimiques qui sont véritablement, ajoute l'auteur, des *promoteurs de vie ou d'énergie*.

Mais la lumière complète n'est pas faite sur la nature de ce phénomène si complexe. Nous continuerons donc à le considérer grossièrement comme une *excitation du système nerveux*.

Quoi qu'il en soit, cette *force chimique* n'est pas un simple fait d'expérience, c'est une des formes de l'énergie solaire qui joue un rôle dans les phénomènes vitaux, parallèlement à la chaleur et à la lumière. « Dans les circonstances actuelles, on aperçoit difficilement l'influence des rayons chimiques, leur action ne frappant pas directement l'observateur ; cependant, il nous faut bien supposer, surtout si nous rapprochons de ces recherches ce que nous savons par ailleurs des effets de la lumière, que cette action est quotidienne et constante, et qu'elle doit être ainsi d'une grande importance biologique. »

Ces expériences n'intéressent que les animaux inférieurs, mais tout fait supposer qu'une influence identique s'exerce sur les animaux supérieurs et sur l'homme.

Nous arrivons à l'œuvre capitale du professeur Finsen, à une découverte qui fait époque dans l'histoire médicale : nous voulons parler du traitement du lupus et de certaines dermatoses par la lumière concentrée.

Hâtons-nous de dire que ce mode de traitement n'a rien de commun avec celui que Finsen a préconisé pour la variole. Il y a lieu d'établir à ce sujet une distinction. Il existe une catégorie d'affections qui sont défavorablement influencées par la lumière : telles sont la variole, la rougeole, la scarlatine, etc. Dans ces cas, l'exclusion des rayons chimiques est indiquée. La photothérapie est *négative*.

D'autre part, Finsen remarqua que certaines dermatoses bactériennes, soumises à l'action des rayons chimiques, subissaient de la part de ces rayons une amélioration notable. Il vit dans ce fait une manifestation des propriétés bactéricides de la lumière, et proposa d'employer ces propriétés bactéricides pour le traitement des dermatoses bactériennes. La photothérapie *positive* était instituée.

Le lupus, se prêtant d'une façon toute spéciale à la mise en œuvre de ce procédé, cette affection fut l'objet des principales applications.

Comme la lumière n'exerce son action bactéricide que très lentement, il est nécessaire, pour l'utiliser dans ce but thérapeutique, d'en concentrer les rayons. Il est évident, *a priori*, que les effets produits seront d'autant plus intenses que les rayons seront plus concentrés. Mais Finsen a donné la preuve scientifique de ce fait par une expérience des plus élégantes.

Il s'est servi, à cet effet, de flacons plats et rectangulaires dont les parois étaient enduites intérieurement de gélatine peptone ou de gélose peptone qu'il ensemençait avec des cultures pures en bouillon de *bacillus prodigiosus*, de bacille d'Eberth ou de bactéridie charbonneuse. Sur chaque flacon il collait extérieurement une feuille de papier blanche d'un côté et noire de l'autre, la surface blanche étant tournée vers la lumière afin d'éviter l'absorption des rayons calorifiques, et la surface noire appliquée sur le verre, dans le but d'empêcher la lumière d'influer sur la culture. En outre, dans ce papier étaient pratiquées des ouvertures rondes à travers lesquelles il traçait sur le verre du flacon des chiffres à l'encre de Chine indiquant en minutes le temps pendant lequel ces parties devaient subir l'action de la lumière.

Après avoir ainsi préparé deux flacons identiques, on les exposait simultanément, au bout d'une à deux heures après l'ensemencement, l'un à la lumière solaire directe, l'autre à la lumière solaire concentrée, puis on les tenait dans l'obscurité pendant un à deux jours, et, au bout de ce temps, un simple coup d'œil permettait de se rendre compte du résultat de l'expérience. En effet, lorsque la lumière avait tué tous les bacilles dans l'espace de temps indiqué par l'un des chiffres inscrits, ce dernier se trouvait nettement dessiné sur le milieu de culture par les colonies qui s'étaient développées à l'abri des parties colorées en noir. De cette façon, les bactéries indiquaient elles-mêmes le temps d'exposition nécessaire pour les faire périr.

Il résulte de nombreuses recherches de ce genre que la lumière solaire concentrée au moyen des appareils de Finsen tue les microbes avec une rapidité quinze fois plus grande que la lumière directe, et que les effets des rayons voltaïques sont bien plus intenses encore.

Il ne suffit pas de concentrer la lumière, il faut encore la dépouiller de ses radiations calorifiques ultra-rouges, rouges, orangées et jaunes, qui, concentrées, provoquent la combustion des tissus. Du reste, cette élimination ne diminue que très peu les effets de la lumière; nous savons, en effet, que la qualité bactéricide est liée aux rayons chimiques, qui sont précisément très peu nombreux, ou même absents, dans les régions du spectre où dominent les rayons calorifiques.

Enfin, pour atteindre le but thérapeutique qu'on se propose, une troisième condition est à observer. On sait que les tissus vivants sont perméables à la lumière. La peau, les muscles, les tendons, les nerfs, les cartilages et même les os (ainsi que le prouve l'éclairage des cavités osseuses par transparence), se laissent pénétrer par les rayons lumineux. Mais, pratiquement, ces rayons n'arrivent qu'en très faible partie dans la profondeur des tissus, car ils sont absorbés presque en totalité par les tissus superficiels. Le sang, en particulier, jouit d'un pouvoir absorbant très considérable. Si l'on place sur le pavillon de l'oreille d'un sujet en expérience un morceau de papier photographique, et si l'on fait tomber un faisceau de lumière violette sur l'autre face de l'oreille, on constate, au bout de quelques minutes, que le papier n'est nullement impressionné. Mais lorsque au moyen de demi-plaques de verre on comprime le pavillon de l'oreille jusqu'à le rendre exsangue, le papier photographique est devenu noir au bout de quelques secondes. Il est donc manifeste que le sang empêche la pénétration des rayons chimiques à travers les tissus de l'organisme. On doit donc, autant que possible, chasser le sang des régions soumises à l'action de la lumière.

Voici comment on arrive à ce triple résultat.

On peut employer indifféremment la lumière solaire et la lumière fournie par l'arc voltaïque : les lampes à incandescence ne conviennent pas, parce qu'elles fournissent trop peu de rayons chimiques.

En ce qui concerne la concentration et la sélection des rayons, le procédé varie suivant la source lumineuse employée.

Pour concentrer la lumière solaire, l'appareil employé est une lentille plan-convexe, de 25 à 30 centimètres de diamètre, entourée d'un cercle métallique. Cette lentille est creuse et peut renfermer deux litres environ d'une solution de sulfate de cuivre ammoniacal. Une tige métallique bifurquée à la façon d'une fourche sert de support à l'appareil et permet de lui imprimer des mouvements autour d'un axe vertical et d'un axe horizontal et de l'élever ou de l'abaisser à volonté (fig. 1).

Par son passage à travers cet appareil, la lumière solaire se concentre, tous les rayons convergent de plus en plus vers le foyer de la lentille. En outre, les rayons calorifiques sont arrêtés par la solution de sulfate de cuivre qui doit à sa couleur bleue d'être athermane pour les radiations rouges, orangées, jaunes et vertes.

En somme, on obtient ainsi, au foyer ou au voisinage du foyer de la lentille, une zone lumineuse dépouillée

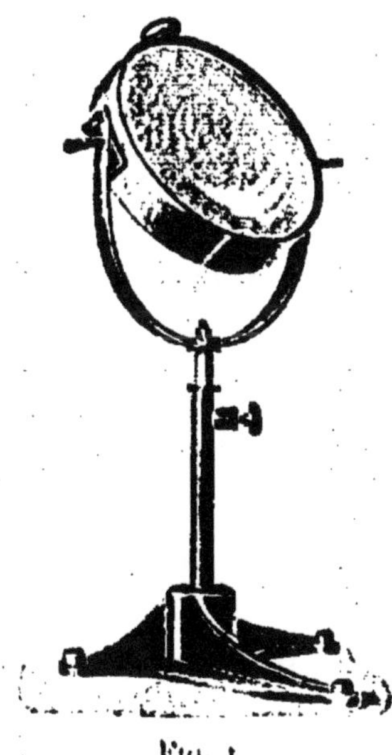

Fig. 1.

de rayons calorifiques et composée de rayons chimiques en quantité suffisante pour produire un effet bactéricide, sans cependant avoir une action nocive sur la peau. L'intensité de l'effet obtenu est proportionnel à l'intensité de la lumière solaire et à la grandeur de la lentille employée. Cependant, il est prouvé par l'expérience, que cette grandeur ne peut être illimitée, car le foyer devient de moins en moins net, à mesure que les dimensions de l'appareil augmentent. Les meilleurs résultats sont obtenus avec les lentilles de 25 à 30 centimètres. Quand l'intensité lumineuse est particulièrement forte, ou quand on a affaire à des sujets à peau très délicate et sensible, on a intérêt à restreindre le diamètre de l'appareil.

Lorsqu'on a recours à l'arc voltaïque comme foyer lumineux, l'appareil que nous venons de décrire n'est guère utilisable et l'on doit se servir de lentilles en cristal de roche : « La lumière solaire, telle qu'elle nous arrive, ne renferme que des radiations de longueurs d'onde supérieures à 3oo μ, 35o μ, les radiations de longueurs d'onde moindres, étant absorbées durant le passage de la lumière solaire à travers l'atmosphère. Le verre, ayant la propriété de laisser passer les radiations supérieures à 3oo-35o μ, conviendra très bien pour la construction des collecteurs de lumière solaire. Dans l'arc électrique, au contraire, les radiations inférieures à 3oo-35o μ n'étant pas absorbées par l'atmosphère, nous avons tout intérêt à chercher à les utiliser, et cela d'autant plus que les radiations inférieures à 35o μ sont toutes du spectre ultra-violet. L'on obtient ce résultat en se servant de lentilles faites en cristal de roche, substance qui laisse passer les radiations jusqu'à une longueur d'onde de 2oo μ. L'emploi du cristal de roche permet donc d'utiliser les radiations comprises entre 2oo μ et 3oo μ, r adiations que ne laisserait pas passer le verre[1]. »

Dans la pratique, cette considération est des plus importantes : si l'on compare les effets donnés par deux appareils identiques, l'un avec lentilles de verre, l'autre avec lentilles de cristal de roche, on verra que le dernier, au point de vue de l'action bactéricide a une puissance vingt-cinq ou trente fois supérieure.

Dans le cas de la lumière électrique, comme dans le cas de la lumière solaire, l'intensité de l'effet produit est fonction de l'intensité de la source lumineuse et de la grandeur de la lentille employée. Pour obtenir la dose thérapeutique de lumière, on ne peut se servir ici de lentilles de grandes dimensions, les grosses len-

---

[1] Lortet et Genoud, *la Lumière agent thérapeutique.*

tilles en cristal de roche étant fort coûteuses et de construction très difficile.

On emploiera donc un arc voltaïque d'une très grande intensité. C'est là, en effet, une source lumineuse dont nous pouvons, à notre gré, faire varier l'importance, tandis que l'intensité de la lumière solaire ne varie que dans certaines limites qu'on ne peut dépasser. Cette considération nous explique pourquoi l'action de l'arc électrique est constamment plus intense que celle obtenue avec la lumière solaire, ce qui est un fait d'expérience.

Voici le dispositif définitivement adopté :

La source lumineuse employée est un arc voltaïque à courant continu, très puissant [1], variant dans les limites de 6o à 8o ampères, le voltage aux bornes de la lampe étant de 45 à 5o volts. Le schéma (*fig. 3*) et la figure d'ensemble (*fig. 2*) permettent de saisir très facilement la disposition de l'appareil.

Sur un cercle de fer F, de 8o centimètres environ de diamètre, se trouvent suspendus, par quatre supports S, quatre accumulateurs de lumière, convergeant vers la source lumineuse représentée par l'arc voltaïque. Les axes de ces accumulateurs se trouvent dans le prolongement de la partie la plus éclairante de l'arc. Les supports, maintenus chacun par deux écrous, peuvent s'élever ou s'abaisser de plusieurs centimètres. Les accumulateurs, maintenus par les deux vis V, V',

[1] Pour prendre un terme de comparaison, les lampes à arc le plus habituellement employées pour l'éclairage des rues, consomment de 8 à 10 ampères.

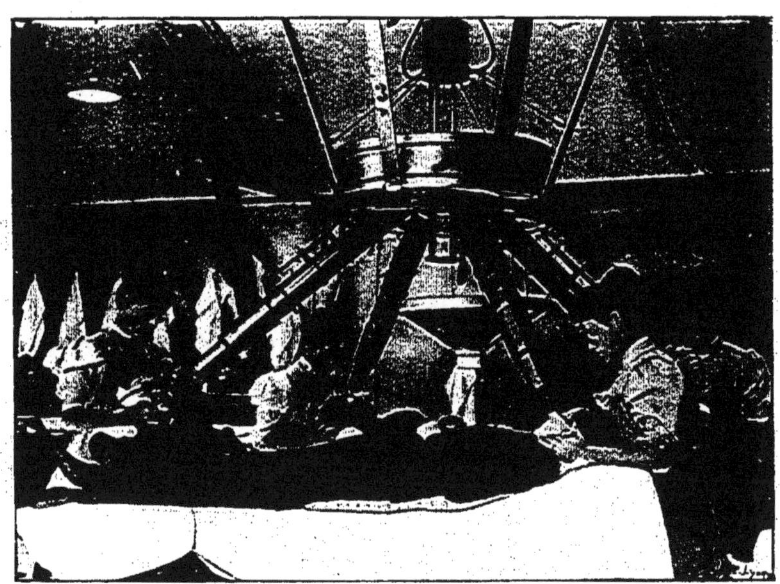

Fig. 2. — Traitement par la lumière électrique à l'Institut Finsen

peuvent glisser sur la branche inférieure du support.
Ce dispositif permet le réglage des quatre accumulateurs, en ce qui concerne leur hauteur et leur distance
de l'arc. Ce réglage obtenu, la lampe L, qui peut elle-
même s'abaisser ou s'élever, est fixée dans la position

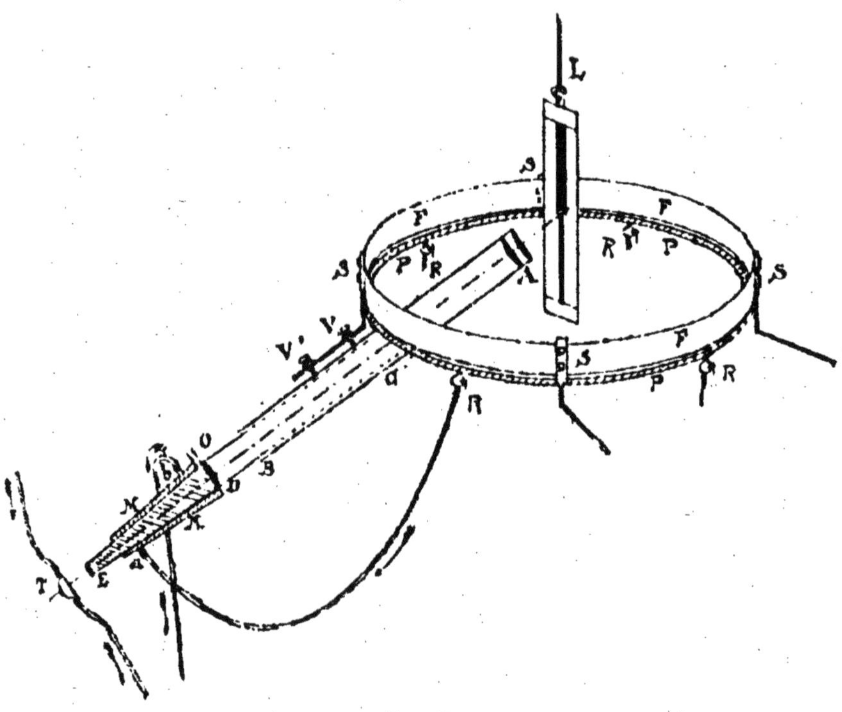

Fig. 3.

déterminée, par des fils métalliques. En P, P, est
figuré un tube de plomb dans lequel circule de l'eau, et
R désigne les robinets servant de prise.

Le collecteur (*fig. 4*) est lui-même composé de deux
tubes, s'emboîtant à la façon d'un télescope. Le tube
AB est fixe et d'une longueur de 60 centimètres; il
porte à son extrémité A, un système de lentilles en
cristal de roche, de 7 centimètres de diamètre, et dont

le foyer est à 12 centimètres. Ces lentilles ont pour objet de rendre parallèles les rayons divergents émis par l'arc voltaïque. Ce dernier devra donc se trouver exactement à 12 centimètres de l'extrémité A. Le tube CDE est mobile, à frottement dur, dans le tube AB, ce qui permet d'amener au point voulu son extrémité E. Un petit écrou, figuré dans le schéma près de la lettre B, permet de le fixer dans la position choisie.

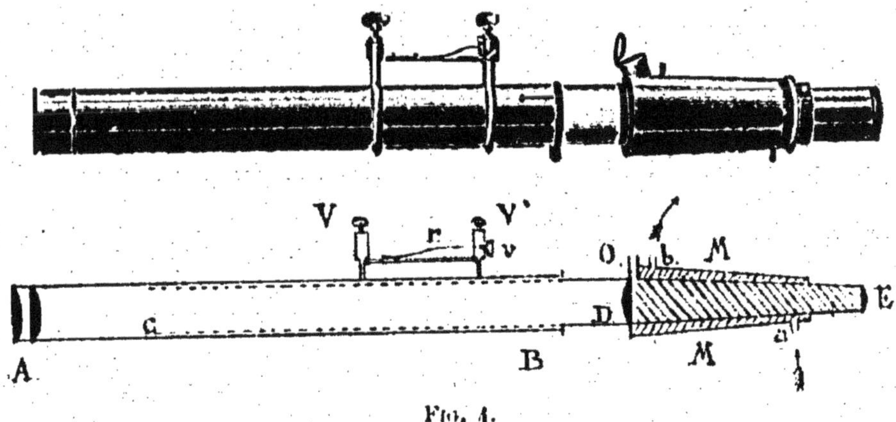

Fig. 4.

La partie DE du tube est d'une longueur de 30 centimètres environ. En D et en E, deux lentilles de cristal de roche, forment un système convergent dont le foyer se trouve à peu près à 10 centimètres de la lentille E. Par l'intermédiaire de l'orifice D, on remplit avec de l'eau distillée l'espace compris entre les lentilles E et D. L'eau distillée absorbe les rayons ultra-rouges, c'est-à-dire ceux qui produisent le plus de chaleur. Pour éviter un trop grand échauffement de l'eau un manchon métallique MM, dans lequel circule un courant d'eau froide, entoure cette portion de l'appareil. Ajoutons que le cercle FF, qui sert de monture à tout l'appareil, est porté suivant le cas par de solides supports fixés eux-mêmes soit au plafond, soit sur le plancher.

Ce système absorbe le spectre infra-rouge, mais ne retient pas la totalité des rayons calorifiques. Les radiations calorifiques accompagnant le spectre visible passent presque toutes. Pour qu'elles soient neutralisées il aurait fallu colorer en bleu l'eau distillée contenue dans la portion D E. Une telle solution aurait absorbé toutes les radiations dont les longueurs d'onde étaient inférieures à 3oo μ ce qui ferait perdre l'avantage résultant de l'emploi de lentilles en cristal de roche. Dans le cas particulier, du reste, les radiations calorifiques accompagnant le spectre visible sont peu intenses. Le dispositif adopté pour faire la compression permet de n'en pas tenir compte. Dans le système employé, quand on se sert de la lumière solaire, il passe de même des radiations calorifiques accompagnant les rayons violets. La chaleur dégagée dans l'un ou l'autre cas peut s'évaluer à 18o degrés environ[1].

Qu'on se serve de la lumière solaire ou de la lumière électrique, nous avons vu qu'une précaution nécessaire pour la réussite était de chasser le sang des régions destinées à subir l'action de la lumière. On arrive à ce résultat au moyen d'appareils compresseurs.

Les premiers appareils de ce genre, employés par Finsen, se composaient d'une plaque de cristal de roche légèrement bombée, enchâssée dans un anneau métallique muni de deux à quatre prolongements des-

---

[1] Lortet et Genoud, *la Lumière agent thérapeutique.*

tinés à la fixation du compresseur. Finsen a perfectionné d'une façon heureuse l'appareil primitif. Celui
qui est actuellement en usage *(fig. 5)* est formé d'un
anneau métallique dans lequel sont enchâssés deux
disques de cristal de roche. Deux petits ajutages permettent de faire circuler dans l'intérieur un courant
d'eau. En outre, quatre armatures métalliques percées
d'un orifice à leur extrémité, servent à maintenir l'appareil fixé à l'aide de rubans métalliques, de manière

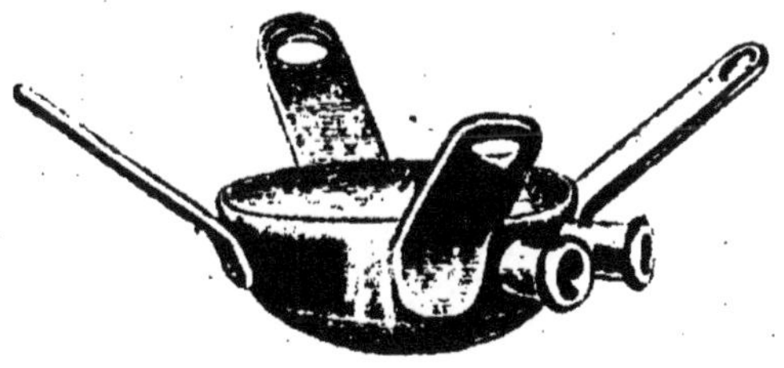

Fig. 5. (Grandeur 2/3.)

à exercer sur la région traitée une pression uniforme et
continue.

Ainsi perfectionné, le rôle du compresseur est non-
seulement de déterminer l'ischémie des tissus, mais
encore de les soumettre à un refroidissement constant
et, par là, de les soustraire à l'action des rayons calorifiques dont on n'a pu se débarrasser.

Les dimensions de l'appareil sont variées ainsi que
sa forme : la partie qui s'applique directement sur la
peau du malade est plane ou plus ou moins convexe,
suivant les points soumis à la compression.

Quels que soient la source de lumière et l'appareil
employés, la zone lumineuse utilisable mesure à peu
près le diamètre d'une pièce d'un franc. Cette zone

renferme des radiations chimiques suffisamment concentrées pour produire sur le tégument les effets bactéricides et modificateurs que l'on recherche.

La durée nécessaire de l'exposition à la lumière est d'une heure au moins avec l'arc électrique, un peu plus longue avec le soleil.

Immédiatement après la séance, la région exposée présente une certaine rubéfaction, s'accompagnant quelquefois de légère douleur. L'inflammation augmente progressivement et n'atteint son maximum que dix ou douze heures, souvent vingt-quatre heures après. La réaction est d'ailleurs plus ou moins accusée, suivant la susceptibilité individuelle. On observe parfois un suintement séreux et la formation de vésicules remplies de sérosité. Chez certains sujets, cette réaction est si intense qu'elle se généralise et ressemble à une poussée d'érysipèle. Dans ce cas, il faudra réduire considérablement la durée des séances.

Au bout de quelques jours, cinq ou six en moyenne, les phénomènes réactionnels se dissipent et se terminent par une légère desquamation. Ils ne laissent pas après eux cette pigmentation parfois rebelle qui se produit quand on agit sur la peau saine.

Voici maintenant, d'après M. Finsen, comment on procède dans la direction du traitement. Supposons le cas d'un lupus :

« Pendant un laps de temps variant de quelques jours à plusieurs semaines, une même région, mesurant de 1 à 3 centimètres carrés, est exposée quotidiennement, durant au moins deux[1] heures, à l'action des

[1] Au moment où M. Finsen formulait ses indications il opé-

rayons lumineux. Puis on traite de la même façon un autre segment cutané de même étendue, et l'on continue ainsi jusqu'à ce que toute la partie atteinte ait subi l'action des rayons chimiques concentrés. Si à ce moment l'on constate encore l'existence de quelques points suspects, on recommence à traiter. En outre, les malades sont examinés à des intervalles d'un à plusieurs mois, et soumis derechef au traitement dès qu'on découvre quelques nouveaux foyers lupiques.

Chaque sujet est soigné par une garde-malade chargée de régler l'appareil de façon que les rayons lumineux tombent toujours sur la même région et perpendiculairement au verre compresseur que porte le patient. »

On doit, autant que possible, commencer par la périphérie du lupus, afin de limiter immédiatement l'extension de l'éruption.

Doit-on employer de préférence la lumière solaire ou la lumière électrique ? Toutes les fois que l'on se trouve dans des conditions météorologiques favorables, on aurait tort de ne pas utiliser les rayons solaires qui permettront une thérapeutique peu coûteuse ; il est vrai que, dans le traitement par la lumière naturelle, les effets sont un peu moins intenses et les séances légèrement plus longues, mais ces petits inconvénients sont largement compensés par l'économie du procédé. Certains pays sont très propices à « l'héliothérapie », tels sont certains départements du midi de la France,

rait avec ses premiers appareils et avec un arc de 3o ampères. Aujourd'hui la pose n'est que de 1 heure à 1 h. 1/4.

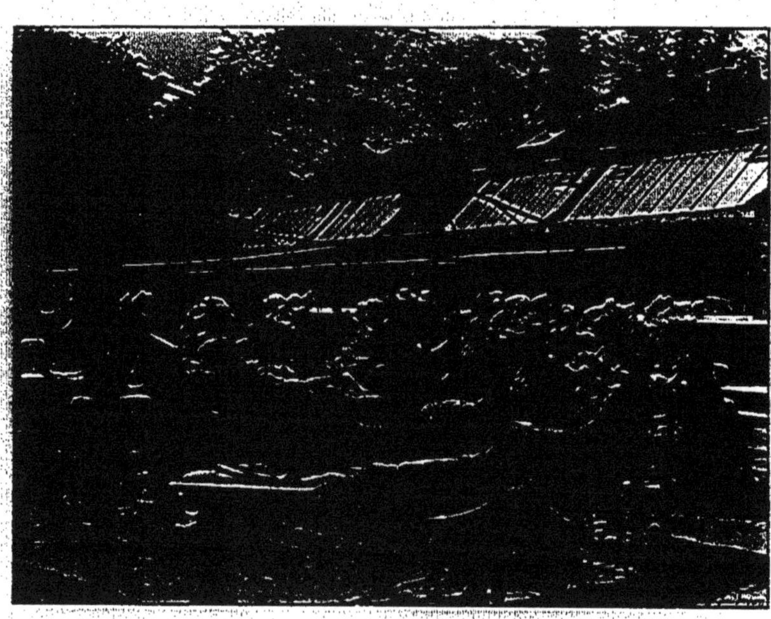

FIG. 6. — Traitement par la lumière solaire à l'Institut Finsen.

l'Algérie, Biskra surtout, où le soleil n'est jamais voilé, même en hiver.

Quand on se sert de la lumière solaire *(fig. 6)*, on installe en plein air, sur une chaise ou sur un fauteuil le malade enveloppé de linges blancs. La tête est autant que possible abritée des ardeurs du soleil, les yeux sont protégés par des lunettes noires ou par un bandeau. La garde-malade chargée de sa surveillance règle la direction de la lentille solaire, de façon que le foyer ou un point très voisin du foyer se trouve toujours sur la partie traitée, partie sur laquelle est appliqué le compresseur.

Quand le temps est mauvais, le soleil voilé, ou si les rayons solaires sont inefficaces, on a recours à l'arc électrique. Le dispositif est à peu près le même en ce qui concerne le malade. Nous avons exposé la façon de régler l'appareil. La mise au point est plus facile qu'avec le soleil, la source lumineuse étant fixe.

Dans tous les cas, après la séance, la partie exposée sera recouverte d'un petit carré de lint boriqué ; on fera, s'il y a lieu, une application de pommade à l'oxyde de zinc.

Le traitement est long, c'est le défaut du procédé. Il est des cas où l'on n'a pu observer d'amélioration réelle qu'au bout de trois ou quatre mois. Un lupus de moyenne étendue n'exige pas moins de 100 à 120 séances. Mais cet inconvénient est pleinement compensé, comme on pourra en juger, par les résultats obtenus.

Résultats. — La méthode de Finsen a été appliquée à un grand nombre de maladies de la peau, mais avec des résultats différents. C'est sans contredit sur le lupus qu'elle a été de beaucoup le plus efficace.

1° *Lupus tuberculeux*. — Au 31 décembre 1899, sur 462 lupus tuberculeux traités au « Finsens medicinske Lysinstitut » de Copenhague, on comptait 311 guérisons; 121 malades étaient encore en traitement et en voie d'amélioration, 26 avaient interrompu leur traitement avant la guérison complète.

Dans les cas ordinaires, quelques applications suffisent pour obtenir la guérison en un point donné. On voit au bout d'un certain temps la rougeur diminuer et la peau reprendre sa couleur normale, les tubercules s'isoler les uns des autres puis devenir imperceptibles, et les ulcérations, quand elles existent, se cicatriser : les cicatrices ont un excellent aspect *(fig. 7)*.

Le lupus ainsi guéri peut-il récidiver? Il est impossible, actuellement, de se prononcer d'une façon définitive sur cette question, la méthode n'étant expérimentée que depuis trois ans. Cependant tout porte à croire que, sous le rapport des récidives, cette méthode est également appelée à donner des résultats qui n'ont encore été réalisés par aucun autre traitement, et cela pour plusieurs raisons.

« D'abord, dit M. Finsen[1], on ne voit jamais les éruptions lupiques augmenter d'étendue, à partir du moment où le traitement photothérapique est constitué, pourvu qu'on ait soin de commencer par les bords du placard et de diriger la lumière de façon à agir simultanément sur la peau saine en apparence qui entoure

---

[1] N. R. Finsen, *la Photothérapie*, p. 97.

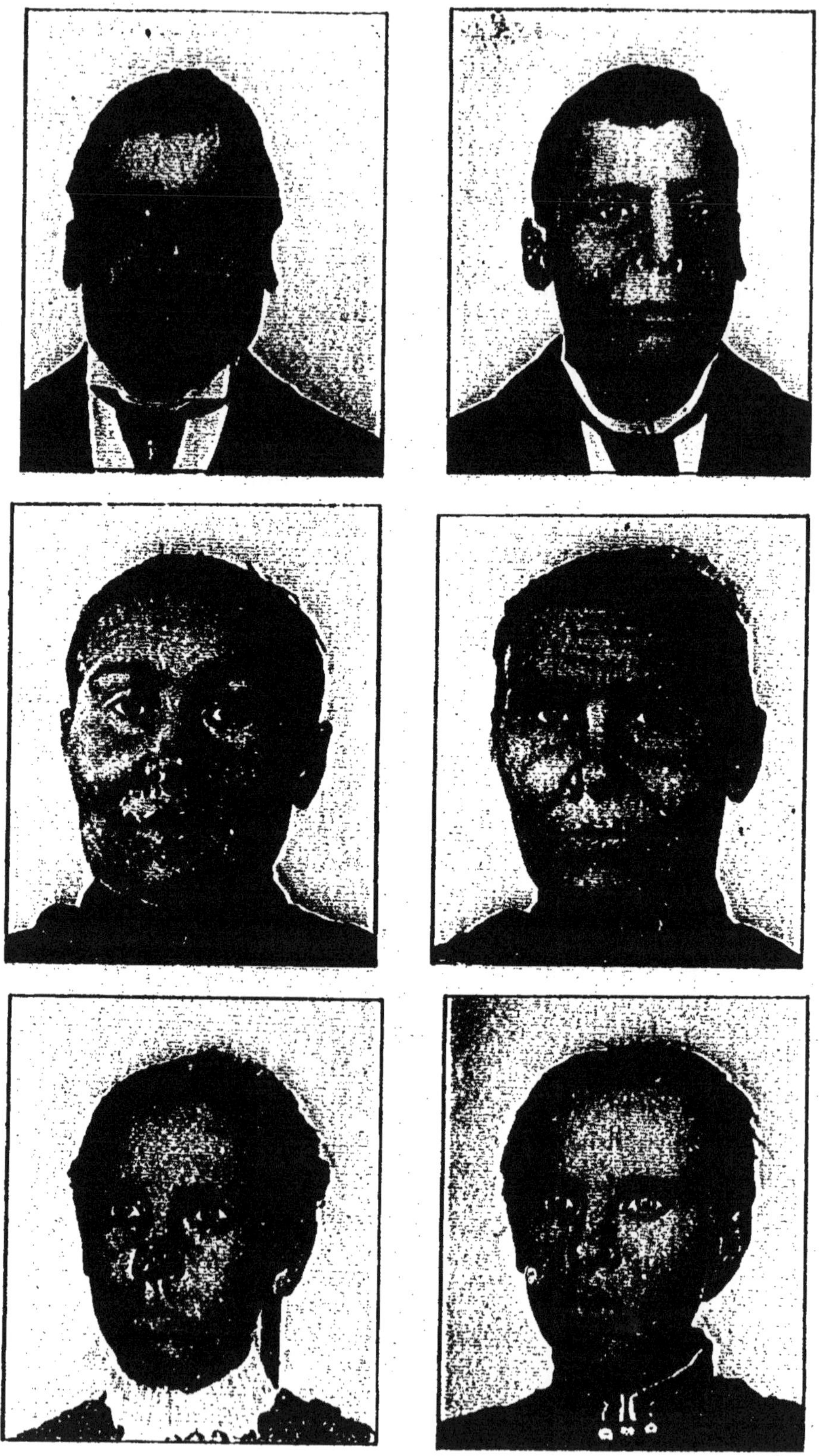

Fig. 7. — Malades avant et après le traitement par les rayons chimiques concentrés.

immédiatement l'éruption. En second lieu, les effets de la lumière sur le lupus continuent à se produire même après la cessation du traitement : c'est ainsi qu'on voit parfois des taches suspectes s'effacer d'elles-mêmes au bout de quelques mois; ce fait tient à ce que les bacilles de la tuberculose sont tués par la lumière bien avant que se soit effectuée la transformation du tissu malade, d'aspect rouge brun, en tissu sain de coloration blanche, transformation qui ne se produit que plus tard et à la longue.

« Le fait contraire s'est aussi présenté parfois : des sujets que l'on croyait guéris sont revenus au bout d'un certain temps avec quelques macules lupiques en voie de développement. Or il s'agissait dans ces cas non pas de récidives, mais de foyers morbides ayant passé inaperçus lors du traitement, et qui ne tardaient pas à rétrocéder sous l'influence d'une nouvelle exposition à la lumière.

« Quant aux véritables récidives, je n'en ai encore jamais observé. Mais en admettant qu'elles existent, elles ne se présenteront assurément que sous la forme de taches susceptibles de disparaître avec rapidité en les soumettant à l'action des rayons chimiques. »

Ce qui contribue à rendre les récidives extrêmement rares, si toutefois il s'en présente jamais des exemples, c'est la profondeur de la peau à laquelle pénètrent et agissent les rayons chimiques. Pourvu que l'ischémie soit complète, ils peuvent traverser entièrement la joue, par exemple, et agir dans toute son épaisseur. De cette façon ce ne sont pas seulement les lupomes superficiels mais encore les lupomes sous-cutanés qui sont atteints par ces rayons.

Cette méthode présente sur tous les autres modes de traitement du lupus tuberculeux des avantages incontestables, que M. Leredde a bien mis en lumière dans une monographie consacrée à la photothérapie.

1° Elle est plus efficace que toutes les méthodes connues. Finsen n'a relevé que 3 pour 100 d'insuccès, c'est un résultat qui n'a jamais été atteint. Les lupus guéris par Finsen étaient pour la plupart des formes graves et étendues, rebelles à tous les genres de traitement. M. Leredde dit avoir vu un malade de Finsen guéri en quatre mois alors que pendant vingt ans il était resté réfractaire à tous les autres moyens thérapeutiques.

2° Elle n'est pas douloureuse, tandis que la plupart des autres modes de traitement, curettage, caustiques chimiques, scarification, cautérisation, sont pénibles, quelques-uns même très douloureux pour le malade, qui souvent après une première expérience refuse de s'y soumettre une seconde fois.

3° Elle détermine des cicatrices de très bel aspect, même dans les formes ulcéreuses, résultat que ne donne pas toujours la scarification elle-même.

On sait que chez les malades porteurs de lupus les muqueuses sont souvent atteintes de la même lésion. Il faut avouer que ces dernières, à part les muqueuses des orifices et des gencives, sont encore inaccessibles à l'action de la lumière, malgré tous les essais tentés dans ce sens.

2° *Lupus érythémateux.* — Dans cette affection les

résultats sont moins constants. Le D' Bang¹, chef du laboratoire de l'Institut de Copenhague, reconnaît que le traitement qui peut être très efficace sur des lupus érythémateux anciens et étendus, peut être sans action sur des lésions récentes et très limitées.

La statistique de Finsen, au 3₁ décembre 1899, compte douze guérisons sur 34 malades traités ; 10 sont encore en traitement. Les 12 autres n'ont subi aucune modification.

M. Leredde a traité 12 cas de lupus de Cazenave par la photothérapie : selon lui, bien qu'elle soit moins efficace que dans le lupus tuberculeux, elle réalise un progrès considérable dans la thérapeutique de cette maladie. 3 de ses malades sont complètement guéris, 2 sont améliorés, 6 sont encore en traitement. Les cas absolument réfractaires sont ceux où les lésions offrent une grande épaisseur : « Selon toute vraisemblance, l'inefficacité de la lumière est due à ce que les lésions ne sont pas perméables aux rayons chimiques, à cause de la difficulté qu'il y a à comprimer les tissus et à chasser le sang, peut-être aussi à cause de la structure scléreuse du tissu dermique².

Dans ces cas, on arrive à un résultat si, comme le conseille Finsen, on fait subir aux malades des séances prolongées de deux ou trois heures sur la même partie.

¹ S. Bang, Congrès pour l'étude de la tuberculose, Paris, août 1898.

² Leredde, la Photothérapie et ses applications à la thérapeutique des affections cutanée (*Bulletin général thérapeutique*, 3o janvier 1901).

— 62 —

3° *Épithélioma.* — Le traitement photothérapique n'a guère réussi que dans les cas superficiels et bien limités ; les formes étendues et profondes n'ont pas été améliorées. Les essais de Finsen, publiés par V. Bie[1], un de ses assistants, ont abouti à 7 guérisons sans récidive, 1 avec récidive, 5 améliorations ; 3 malades ont été absolument réfractaires. Dans cette affection les rayons doivent être appliqués avec une grande prudence, pour éviter les phénomènes nécrotiques qui se produisent assez facilement.

4° *Acné vulgaire. Acné rosée. Rhinophyma.* Sur 17 cas d'acné vulgaire traités par Finsen, 9 ont guéri ; 7 fois on n'a constaté aucun résultat.

M. Leredde a obtenu une amélioration considérable dans un cas d'acné rosée et dans un cas de rhinophyma.

5° *Nævus vasculaire plan.* 10 cas ont été soumis par Finsen à l'action des rayons chimiques ; 1 seulement a été complètement guéri, les 9 autres ont été améliorés d'une façon notable.

6° *Pelade.* — L'application de la méthode faite par le Dr Jersild[2] a porté sur 7 cas ; la guérison est survenue rapidement. Un seul à récidive.

M. Sabouraud a obtenu de son côté des résultats satisfaisants, surtout dans les pelades torpides ou de surface limitée.

L'ensemble de ces résultats et surtout les succès mer-

[1] Vald.-Bie, Behandlung von Hautepitheliomen mit concentrirtem Licht (*Dermatolog. Zeitschrift*, 1900, p. 686).

[2] Jersild, cas de pelade traité par les rayons chimiques (*Annales de dermatologie*, 1899, p. 20.)

veilleux obtenus avec le lupus tuberculeux, sont une démonstration éloquente de l'efficacité de la méthode. Aussi a-t-elle eu un grand retentissement en Europe. Sans compter les médecins danois, tous ceux qui l'ont expérimentée, Petersen en Russie, S. Mackenzie et Kime en Angleterre, Spiegler en Autriche, et en France Lortet, Genoud, Leredde, Gastou, Sabouraud, Jersild, Lebon, etc., ont à l'unanimité proclamé son excellence.

Des instituts photothérapiques ont été fondés dans plusieurs villes. A Copenhague le *Finsens medicinske Lysinstitut* est ouvert aux malades de toutes les nations moyennant une rétribution modérée, et toutes les affections cutanées y sont traitées sous la direction du professeur Finsen secondé de nombreux assistants, parmi lesquels, les docteurs Bang, Bie, Forckhammer, etc. A Saint-Pétersbourg un superbe institut a été créé, grâce à un don important de S. M. l'Impératrice.

MM. Lortet et Genoud se partagent l'honneur d'avoir vulgarisé la méthode en France. Lors de leur séjour à Copenhague, en juin 1900, ils avaient pu se convaincre *de visu* des succès obtenus par Finsen. Edifiés par ces résultats, ils s'empressèrent de les publier[1] en même temps qu'une description complète de la méthode et des appareils. En outre, un appareil de Finsen fut installé dans leur laboratoire de la Faculté de médecine, plusieurs lupiques furent soumis à ce nouveau traitement, et bientôt des améliorations marquées appor-

---

[1] Lortet et Genoud, *la Lumière agent thérapeutique, méthode du professeur Finsen de Copenhague*, octobre 1900.

tèrent à MM. Lortet et Genoud, une confirmation personnelle des résultats qu'ils avaient constatés à l'institut
de Copenhague.

Après avoir expérimenté la méthode, ils cherchèrent
à en simplifier l'application. Nous allons voir comment
ils ont réalisé leur but.

CHAPITRE III

L'APPAREIL DE MM. LORTET ET GENOUD

La photothérapie électrique, telle qu'elle est appliquée actuellement par son inventeur lui-même, peut donner lieu, sans préjudice de ses résultats qui sont incontestablement excellents, à certaines critiques d'ordre essentiellement pratique.

1° On peut lui reprocher d'exiger un dispositif compliqué et de nécessiter une véritable installation. L'appareil de Finsen convient très bien pour un institut spécialisé, où l'on peut traiter à la fois un grand nombre de malades, mais il n'est pas à la portée de toutes les cliniques privées.

2° L'arc voltaïque employé a une intensité de 60 à 80 ampères : il n'est pas toujours facile, dans la pratique, de se procurer un courant d'une telle intensité. De plus, ce chiffre représente un gros débit et, par suite, un procédé de traitement dispendieux.

3° Le temps d'exposition nécessaire est un peu long. Lorsqu'on a un grand nombre de malades à soumettre chaque jour à une séance d'une heure à une heure et quart, on a besoin, pour suffire à la tâche, d'un personnel et d'appareils nombreux.

MM. Lortet et Genoud ayant expérimenté la méthode, à l'aide du dispositif de Finsen ont cherché à remédier à ces inconvénients.

Le 4 février 1901, dans une communication à l'Académie des sciences, ils proposaient, pour l'application de la méthode de Finsen, l'emploi d'un nouvel appareil, très simple, qui n'était autre que le condensateur à

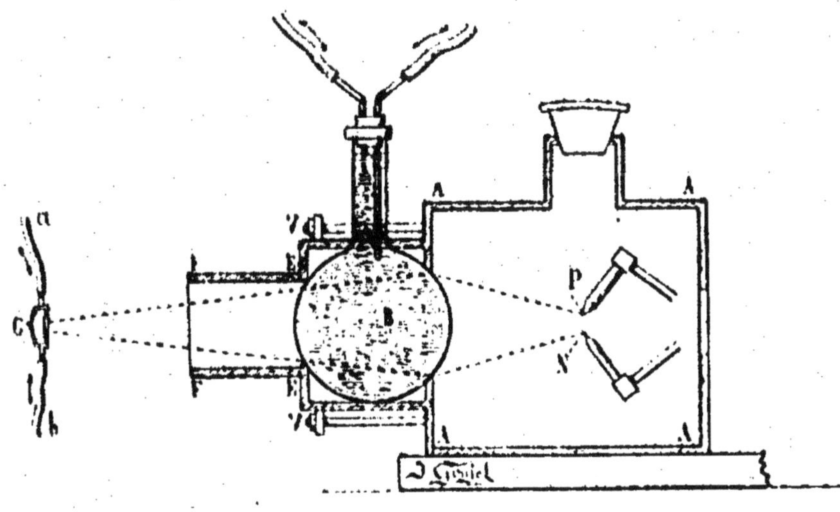

Fig. 8.

ballon du cinématographe Lumière, avec quelques modifications de détail.

Voici, à titre de document, la description du premier appareil de MM. Lortet et Genoud (fig. 8).

Dans une lanterne AAAA est renfermé un arc électrique à courant continu. Les deux charbons qui le fournissent sont placés à angle aigu : cette disposition a pour but de diriger la plus grande partie de la lumière sur un ballon B plein d'eau, maintenu fixé contre la lanterne par une boîte métallique EEFF, au moyen des boulons VV.

Grâce à un système de tubes, l'eau du ballon se renouvelle constamment et ne s'échauffe pas.

En passant à travers le ballon, les rayons lumineux de l'arc électrique deviennent convergents. Ils se concentrent de plus en plus et atteignent leur maximum de concentration en un point C plus ou moins éloigné de l'extrémité FF de l'appareil, suivant que la source lumineuse est amenée plus ou moins loin du ballon.

Les rayons calorifiques étant absorbés en grande partie par l'eau froide qu'ils traversent, on obtient au point C une zone composée de rayons visibles et de rayons chimiques à leur maximum de concentration, et de quelques radiations calorifiques. Ces dernières, comme dans l'appareil de Finsen, sont neutralisées par le compresseur, dans lequel circule continuellement un courant d'eau froide.

Cet appareil est de dimensions restreintes et d'installation commode. L'intensité de l'arc utilisé est de 10 à 12 ampères.

Quant aux effets photochimiques obtenus, des expériences nombreuses et l'étude expérimentale sur le malade ont montré qu'ils sont égaux à ceux que donnent les condensateurs de Finsen.

Ce nouveau dispositif, comme on le voit, avait sur celui de Finsen le double avantage d'être plus pratique et moins coûteux. Mais il ne diminuait pas la durée des séances. C'est ici que se pose une considération que nous avons négligée à dessein au début de ce chapitre.

Ces deux appareils ont ceci de commun qu'ils comportent un condensateur ayant pour but de concentrer la lumière au maximum tout en la débarrassant de la majeure partie de ses rayons calorifiques. Or, par ce dispositif, une quantité importante de rayons chimiques sont perdus, non utilisés, le rendement de l'appareil est ainsi diminué considérablement. Il donne, en dernière analyse, un disque lumineux photochimique de la dimension d'une pièce d'un franc environ qui représente l'élément actif.

Il fallait donc chercher à supprimer le condensateur. Pour cela, on avait à résoudre ce double problème : utiliser les rayons chimiques le plus près possible de leur origine avant leur dispersion, le degré de concentration augmentant naturellement à mesure qu'on se rapproche de la source lumineuse elle-même, et soustraire le malade à l'action des rayons calorifiques.

MM. Lortet et Genoud[1] ont réalisé ces deux conditions de la façon suivante (fig. 9) : ils interposent entre la source de lumière et le malade un véritable écran constitué par une sorte de cuvette métallique à double fond dans l'intérieur de laquelle circule constamment un courant d'eau destiné à en empêcher l'échauffement. Cette cuvette est percée d'un orifice qui laisse passer la lumière et qui est lui-même fermé par un petit appareil, sorte d'obturateur creux, limité sur ses deux faces par deux lentilles de cristal de roche : cet appa-

---

[1] Lortet et Genoud, Appareil photothérapique sans condensateur (*Comptes rendus de l'Académie des sciences*, séance du 4 mars 1901, t. CXXXII, p. 528).

reil, dont une des faces est destinée à être en contact intime avec la peau et à la comprimer, est lui-même plein d'eau froide sans cesse renouvelée.

Les rayons lumineux de l'arc électrique frappent la surface malade traitée, à une faible distance de leur origine, 3 ou 4 centimètres environ, sans avoir subi de concentration préalable. La zone lumineuse utilisable peut être, de cette façon, très étendue.

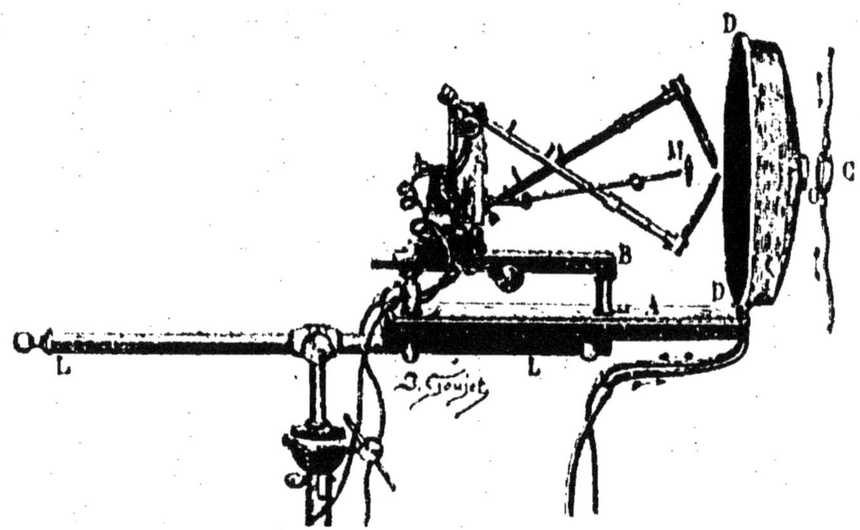

Fig. 9. Appareil d'essai qui a fait l'objet de la 2e communication à l'Académie des sciences.

Quant aux radiations calorifiques, une faible partie seulement est absorbée par l'eau circulant dans le compresseur, mais les tissus en contact avec ce dernier sont soumis à une réfrigération constante, et soustraits, par conséquent, à l'influence des radiations non absorbées. Il suffit, pour s'en convaincre, d'appliquer la main en contact parfait sur la face libre de l'obturateur; une personne non prévenue est étonnée d'éprouver une sensation de froid ; au contraire, placée à quelques millimètres, la main perçoit une sensation de chaleur assez vive.

Le principe de l'appareil étant connu, nous pouvons maintenant le décrire dans ses détails (fig. 10), tel qu'il

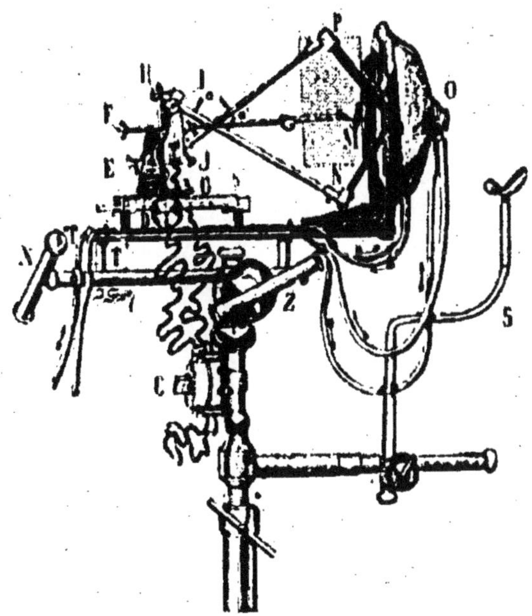

Fig. 10. Appareil définitif.

fonctionne au laboratoire de parasitologie de la Faculté de médecine de Lyon, depuis le mois de mars.

La source lumineuse est un arc électrique à courant continu; c'est la seule qui remplisse les conditions voulues en pareil cas : foyer de grandeur minima, lumière très riche en rayons chimiques. MM. Lortet et Genoud ont expérimenté les lampes à incandescence, mais, comme il était facile de le prévoir, ils n'ont obtenu aucun résultat. Les lampes à acétylène sont aussi inactives.

L'arc est produit par un courant de 12 à 15 ampères, variant entre 55 et 65 volts. La résistance (fig. 11) permet de régler, au gré de l'opérateur, le débit d'électricité.

Des deux charbons employés, le négatif est à âme centrale et de 12 millimètres de diamètre, le positif est homogène et son diamètre est de 8 millimètres. Ils sont inclinés l'un sur l'autre à angle aigu. Voici quel

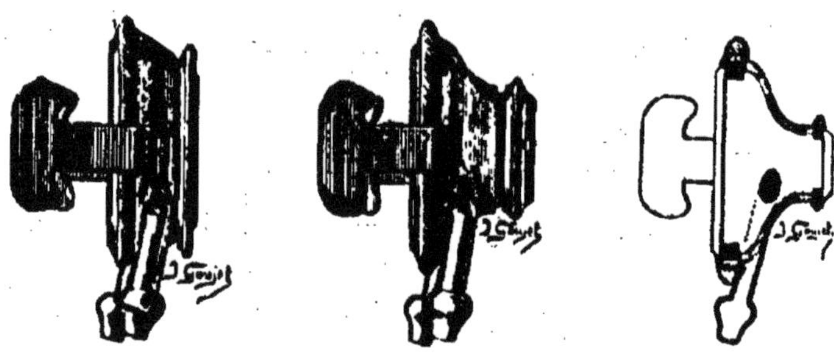

Fig. 11.

est l'avantage de cette disposition : la lumière émane du cratère du charbon négatif sous la forme d'un cône à base excentrique ; si les charbons étaient placés dans le prolongement l'un de l'autre, le cône lumineux serait vertical et la plupart des rayons seraient perdus. Au contraire, dans la position adoptée, le cône est dirigé en avant, de telle sorte que son axe se confond avec celui de l'orifice de la cuvette et la plus grande partie de la lumière frappe l'obturateur.

Les charbons peuvent suffire à quatre ou cinq séances. Pour les enlever et les remplacer, on rapproche l'un de l'autre les petits leviers *a* et *à* que l'on voit sur les bras de l'arc. Ces leviers, par l'intermédiaire d'un système de ressorts, permettent de faire mouvoir dans l'intérieur des bras de l'arc une tige métallique destinée à appliquer les charbons contre leur monture.

Le réglage de l'arc lui-même se fait au moyen d'un système de vis. La vis F règle l'écartement des charbons, H permet d'avancer ou de reculer le charbon négatif, J sert aux mouvements de latéralité du charbon positif. L'arc est aussi mobile en tous sens. La vis E l'élève ou l'abaisse, D l'avance ou le recule, enfin G lui imprime des mouvements de latéralité.

La cuvette est oblongue et à double fond : cette forme a l'avantage de fournir aux rayons calorifiques une grande surface d'absorption pour un petit volume et de permettre un écartement assez considérable des bras de l'arc. Ses parois, distantes l'une de l'autre de 6 à 7 millimètres, circonscrivent un espace creux de faible capacité et de grande surface.

L'orifice central, de forme circulaire, a un diamètre de 25 millimètres.

Sur les bords de la cuvette sont soudées deux armatures métalliques auxquelles on peut adapter deux petits volets de verre rouge ou vert foncé : l'opérateur peut ainsi surveiller le réglage de l'arc sans être incommodé par la lumière extrêmement vive qui s'en dégage. Un petit cendrier recueille les résidus de la combustion.

Derrière l'arc, un miroir M, mobile suivant un axe antéro-postérieur, empêche la projection de la lumière en arrière. L'arc n'est ainsi éclairant que par sa partie antérieure en rapport avec l'orifice de la cuvette.

L'obturateur ou compresseur (fig. 12) est formé d'une monture métallique de forme tronc-conique, fermée à ses deux extrémités par une lentille de cristal de roche. Le cristal de roche est la substance de choix à cause de son pouvoir bon conducteur de la chaleur, qui permet aux rayons calorifiques qui arrivent sur une des faces de la lentille d'être promptement neutralisés par la température relativement froide de l'eau qui baigne l'autre face : le verre, mauvais conducteur, s'échaufferait et casserait. Chaque lentille repose intérieurement sur un bourrelet de caoutchouc et est enchassée dans un anneau métallique qui s'applique au moyen d'un pas de vis sur la monture elle-même, ce qui rend l'appareil parfaitement étanche.

La lentille de cristal de roche destinée à être en rapport avec l'orifice de la cuvette est à surface

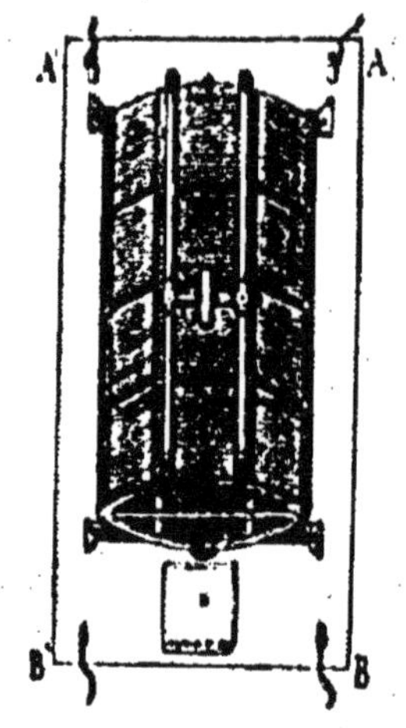

Fig. 12.

plane et d'un diamètre constant de 4 centimètres. Celle qui doit être appliquée sur la région malade est de dimensions variables ; les diamètres les plus courants sont 1 centimètre et demi, 2 et 3 centimètres ; pour le plus grand diamètre, la surface est plane, le plus souvent légèrement convexe pour les deux autres. Mais on pourra adopter telle forme qu'on désirera.

Pour l'entrée et la sortie de l'eau, la monture est percée de deux petits orifices munis chacun d'un ajutage métallique.

Le compresseur s'applique directement au-devant de l'orifice central de la cuvette. Il est maintenu dans cette position par deux ailettes soudées aux côtés de la monture qui s'engagent dans deux crochets fixés sur la cuvette elle-même.

Ce petit appareil est complètement démontable et les pièces qui le composent sont changeables à volonté.

La circulation d'eau dans l'appareil de MM. Lortet et Genoud se fait par l'intermédiaire de deux grands tubes T et T' d'apport et de déversement qui desservent à la fois la cuvette et le compresseur. Le tube T mis en communication avec une prise d'eau par un tuyau de caoutchouc se bifurque en deux branches destinées l'une au compresseur, l'autre à la cuvette. Le tube T' est relié de son côté à la cuvette et au compresseur par deux petits tuyaux distincts.

L'eau entre dans le compresseur par l'un quelconque des deux orifices ménagés sur la monture, sort par l'autre orifice et s'écoule dans le tube T' qui la déverse au dehors par l'intermédiaire d'une canalisation appropriée. Dans la cuvette, le tube d'arrivée de l'eau débouche à la partie inférieure, le tube de sortie se prolonge au contraire jusqu'au sommet[1] : ainsi l'eau se renouvelle régulièrement et complètement par couches successives de bas en haut.

Aucun robinet n'est interposé sur le trajet de la circulation de la cuvette. Un robinet à trois voies réunit les tubes d'arrivée et de sortie de la circulation du compresseur. Ce dispositif permet d'arrêter l'écoulement dans ce dernier sans modifier le débit total de

---

[1] Pour éviter toute confusion sur les bords de la cuvette sont gravées les lettres E près du tube d'entrée et S près du tube de sortie.

l'appareil, l'eau destinée au compresseur s'écoulant directement dans le tube T par l'intermédiaire du robinet ; de la sorte il est très facile de changer de compresseur suivant le besoin du traitement. Il faut bien prendre garde naturellement de ne jamais utiliser un compresseur sans s'être assuré au préalable que la circulation de l'eau s'y effectue normalement et de ne jamais arrêter cette circulation sur un compresseur en place, l'arc étant allumé.

L'appareil est monté sur un pied massif en fonte, qui peut lui-même se fixer à l'aide de vis, directement sur le plancher ou mieux sur un plateau de bois, ce qui donne à l'ensemble la plus grande stabilité. Une tige à glissière permet d'élever ou d'abaisser l'appareil suivant les besoins.

Un support mobile en tous sens, grâce à une articulation à genouillère spéciale, sert de point d'appui au malade.

Une articulation de même genre permet de mouvoir l'appareil dans tous les sens d'avant en arrière, latéralement et de haut en bas, et de le placer dans la position convenable. Il suffit, pour le déplacer et le mouvoir, de le saisir à pleine main par la poignée X (fig. 10), de desserrer d'un tour ou d'un tour et demi la vis Z, à l'aide de laquelle on le fixera de nouveau, la position voulue étant obtenue.

Manuel opératoire. — Le choix de la partie à traiter est ce qui doit attirer tout d'abord l'attention de l'opérateur. Comme le conseille Finsen, il est bon de commencer par les limites de l'éruption afin d'en arrêter le développement en étendue.

On évitera l'application sur les régions suppurantes : ces régions ne seront traitées qu'après l'arrêt des phénomènes de suppuration, que l'on s'efforcera d'obtenir par les moyens convenables. De même, les surfaces croûteuses ne seront soumises au traitement qu'après avoir été préalablement décapées au moyen d'un stylet aseptique, ou mieux d'application de compresses d'eau boriquée tiède.

Les squames, lorsqu'il en existe, gênant le passage de la lumière, il convient d'enduire les surfaces squameuses d'un peu d'essence de girofle qui donne à l'épiderme une transparence parfaite.

La partie choisie sera soigneusement aseptisée.

Si elle siège sur les joues ou sur les lèvres, comme la compression au niveau des mâchoires peut être douloureuse, on évitera ou tout au moins on atténuera cet inconvénient possible en interposant au-devant des gencives un bourrelet d'ouate. Un petit tampon d'ouate introduit dans les narines facilitera les applications sur les ailes du nez.

Les yeux seront protégés, s'il y a lieu, par un bandeau.

Ces préparatifs préliminaires étant terminés, on installe le malade en face de l'appareil. La position assise est la plus commode, cependant l'appareil est aussi prévu pour permettre des applications sur un malade couché.

Le choix du compresseur a une grande importance. En principe, il faut que le compresseur soit appliqué par toute sa surface sur la partie traitée, les points appliqués directement sur cette surface étant seuls soustraits à l'action des rayons calorifiques. Le plus grand compresseur (3 centimètres) conviendra aux régions de large étendue telles que les joues ; les moyen et petit compresseurs trouveront plutôt leur indication sur les régions accidentées ou sur les petites surfaces (menton, nez, oreille, etc.). Si la partie à traiter était plus petite que la face du compresseur ou si sa forme ne lui permettait pas d'être complètement en contact avec la lentille (doigt, dos du nez), il suffirait de découper sur une mince feuille d'étain une ouverture de la forme et de la dimension des points soumis au traitement. Cette feuille d'étain est appliquée directement sur la face du compresseur, et l'ouverture faite mise au centre de cette dernière. On a ainsi circonscrit une nouvelle zone éclairante, sur laquelle sera appliquée directement la partie choisie.

Le compresseur adopté est fixé contre l'orifice de la cuvette. L'opérateur doit veiller à ce que la circulation d'eau s'effectue normalement dans la cuvette et dans le compresseur. Il aura soin d'expulser toutes les bulles d'air pouvant se trouver dans ce dernier, rien n'est du reste plus facile, car il suffit de le tenir renversé un instant, les tubes destinés à la circulation de l'eau se trouvant alors à la partie supérieure, les bulles d'air s'échappent immédiatement par le tube de sortie.

Avant chaque application il y aura lieu de faire une asepsie complète du compresseur.

L'opérateur fixe alors les charbons dans leurs montures, de manière que leurs extrémités se rencontrent, et s'assure que les pôles sont en bonne position, le pôle positif se rendant au charbon supérieur, le négatif au charbon inférieur.

Le miroir M est suffisamment reculé pour qu'il ne puisse être en aucun temps de l'opération en contact avec les charbons.

C'est le moment de fixer l'appareil à la hauteur et dans la position voulue et d'amener le compresseur contre la surface malade, de façon que le contact soit parfait.

On procède ensuite à l'allumage de l'arc : pour cela on fait passer le courant et on rapproche les charbons, après s'être assuré que la résistance est bien au point voulu. Pour ce temps de l'opération, il est bon de reculer l'arc à une distance de 6 à 8 centimètres de la cuvette. Les charbons amenés au contact sont de suite légèrement écartés, de manière à laisser entre leurs deux extrémités une distance de 5 à 6 millimètres, ce qui permet au cratère du charbon positif d'être complètement à découvert; à l'aide des différentes vis dont le fonctionnement a été décrit, on obtiendra un arc semblable à celui représenté par la figure 13.

Au bout de quelques secondes on rapprochera le point lumineux du compresseur, à une distance qui peut varier de 2 à 4 centimètres ; le plus habituellement l'arc doit se trouver à 2 centimètres. L'expérience a démontré que l'arc pouvait être amené à cette distance de l'obturateur sans que celui-ci s'échauffe. Ainsi que le représente la figure, l'arc doit être sur le prolongement de l'axe du compresseur, le cratère du charbon positif légèrement au-dessus de cet axe.

Pendant toute la durée de l'application de la lumière, on appuiera fortement le patient contre le

compresseur pour le soustraire à l'action des rayons
calorifiques et obtenir l'ischémie des tissus. Si la compression était insuffisante, le sujet éprouverait une
sensation de cuisson, ce qui ne doit pas se produire.
Cette sensation peut d'ailleurs tenir à d'autres causes :
foyer trop rapproché et, dans ce cas, il est facile de

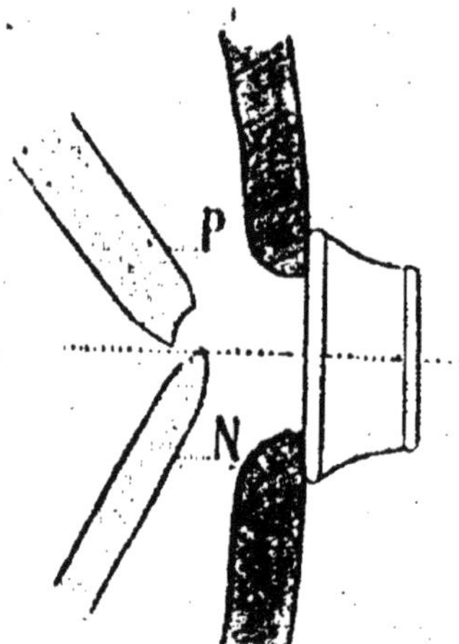

Fig. 13.

reculer l'arc jusqu'à disparition de la sensation de brûlure, ou encore circulation d'eau interrompue ou
défectueuse dans la cuvette ou le compresseur. Ajoutons que la compression elle-mêm.., quand elle s'est
prolongée un moment, peut être légèrement douloureuse.

L'opérateur peut avec la plus grande facilité surveiller à la fois le patient et le réglage de l'arc (*fig. 14*)
dont les charbons doivent être rapprochés au fur et à
mesure de leur combustion (environ huit à dix fois
pour une séance d'un quart d'heure).

La durée de la séance est de huit à dix minutes pour

les premières applications et peut être portée dans la suite à un quart d'heure. Le temps varie d'ailleurs avec la susceptibilité des malades et des régions en traitement et, naturellement, avec l'intensité de l'arc.

Les soins consécutifs ne seront pas négligés. Aussitôt après la séance, la surface traitée est enduite de vaseline boriquée et recouverte d'un petit carré de lint boriqué. Les jours suivants elle sera maintenue dans une asepsie parfaite afin d'éviter les suppurations.

L'appareil de MM. Lortet et Genoud, extrêmement simple dans son dispositif et dans son maniement, supprime les inconvénients que nous avons signalés dans l'application de l'admirable méthode de Finsen au moyen de son propre appareil.

L'installation est à la portée de tout le monde, il suffit de disposer d'un courant de 15 ampères qu'on amène au voltage voulu à l'aide d'une résistance.

L'intensité électrique nécessaire est bien inférieure à celle qu'exige l'appareil de Finsen : 12 à 15 ampères au lieu de 70 ; ce chiffre représente une consommation bien plus restreinte. Il est vrai que M. Finsen traite à la fois plusieurs malades avec un même appareil, mais d'autre part il les soumet à des séances beaucoup plus longues.

C'est que l'appareil de MM. Lortet et Genoud est sensiblement plus puissant et plus actif. Si l'on prend pour base d'appréciation ce fait qu'un appareil photothérapique réduit complètement et très rapidement le papier sensible au citrate, on constate que cet effet est obtenu au bout de trois ou quatre secondes avec l'ap-

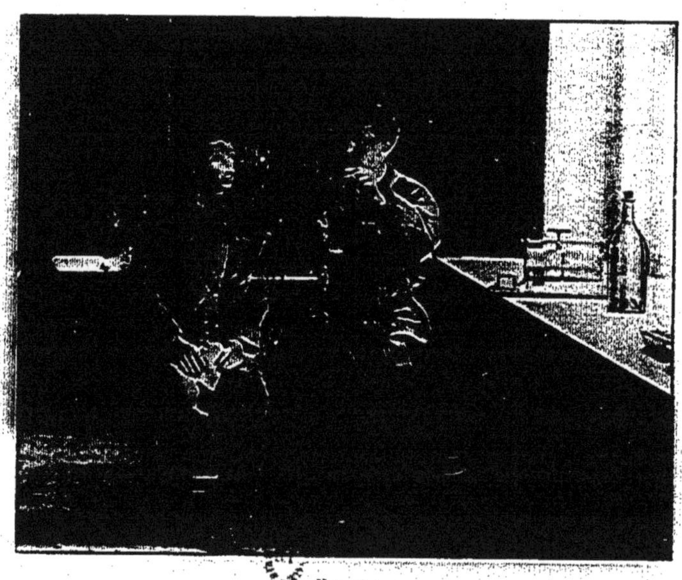

Fig. 13.

pareil de Lortet et Genoud : il faut six secondes avec celui de Finsen.

La différence est encore plus sensible si l'on considère les effets photothérapiques. Nous savons par expérience qu'une application de trois minutes sur l'avant-bras suffit à produire un érythème très intense avec léger endolorissement, suivi de desquamation.

Il ne faut pas plus de dix à quinze minutes pour que la lumière détermine sur la surface traitée des effets réactionnels et curatifs.

Chez certains sujets la réaction est extrêmement intense. C'est dans ces cas qu'il conviendra d'agir avec une grande prudence, de savoir espacer les séances et borner leur durée.

L'appareil Lortet et Genoud a été définitivement porté à la connaissance des dermatologistes par une communication du Dr Gastou, qui l'a présenté à la Société de dermatologie, dans sa séance du 15 avril[1] et a fait ressortir les avantages de cette instrumentation nouvelle, en disant ce que l'on était en droit d'attendre d'elle. Dans cette même séance, le Dr Leredde a confirmé la communication du Dr Gastou. Les deux éminents dermatologistes, vivement intéressés, dès le début, par les travaux de MM. Lortet et Genoud, étaient venus dans leur laboratoire se rendre compte par eux-mêmes des résultats obtenus à l'aide des nouveaux appareils qu'ils furent les premiers à adopter.

Dans une excellente revue sur la photothérapie[2], le

[1] *Annales de dermatologie et de syphiligraphie*, 1901, p. 378.
[2] Lebon. La photothérapie. Traitement des dermatoses par les

Dʳ Lebon a de même montré toute l'importance de la modification apportée à l'instrumentation de Finsen.

Les appareils fonctionnent depuis trop peu de temps encore pour qu'il soit possible en ce moment de présenter des statistiques concernant les résultats définitivement obtenus avec l'appareil Lortet et Genoud. Disons cependant que, depuis le mois de mars, vingt malades ont été traités avec cet appareil dans le laboratoire de la Faculté. Les résultats obtenus sont des plus concluants, tant au point de vue de l'efficacité du traitement qu'au point de vue de sa durée qui pourra désormais être très réduite.

L'expérimentation se fera bientôt plus en grand, dès que fonctionnera le service encore en voie d'organisation à l'Antiquaille.

A Paris, à l'hôpital Saint-Louis, cent malades sont actuellement en traitement dans le laboratoire de la clinique de la Faculté. Le Dʳ Gaston, chef du laboratoire, assisté du Dʳ Chatin, fera ultérieurement connaître ses résultats, identiques jusqu'à maintenant à ceux obtenus à Lyon.

A l'Institut dermatologique du Dʳ Leredde, de nombreux malades sont de même en traitement.

Depuis le mois de mai plusieurs installations nouvelles ont été créées, soit en France, soit à l'étranger. Dans quelques mois seulement il y aura lieu de faire des statistiques et de présenter les résultats définitivement obtenus.

rayons chimiques concentrés (*Annales de thérapeutique dermatologique et syphiligraphique*, 1901, nᵒˢ 6, 7, 8.

CONCLUSIONS

I. La méthode photothérapique, imaginée et créée de toutes pièces par le professeur Finsen, de Copenhague, n'est plus discutable et s'impose. Elle est actuellement la méthode de choix dans le traitement du lupus. Dans les affections autres où elle a été employée, elle donne des résultats aussi concluants qu'encourageants.

II. L'appareil photothérapique de MM. Lortet et Genoud, avec un dispositif très simple, permet de réduire la durée du traitement, seul inconvénient justifié que l'on puisse signaler dans l'emploi de la méthode.

TABLE

—

AVANT-PROPOS   5

INTRODUCTION   7

CHAPITRE PREMIER. — Historique   9

CHAPITRE II. — L'Œuvre de Finsen 29

CHAPITRE III. — L'appareil de MM. Lortet et Genoud . 65

CONCLUSIONS 83

9 782016 130117